rororo sport
Herausgegeben von
Bernd Gottwald

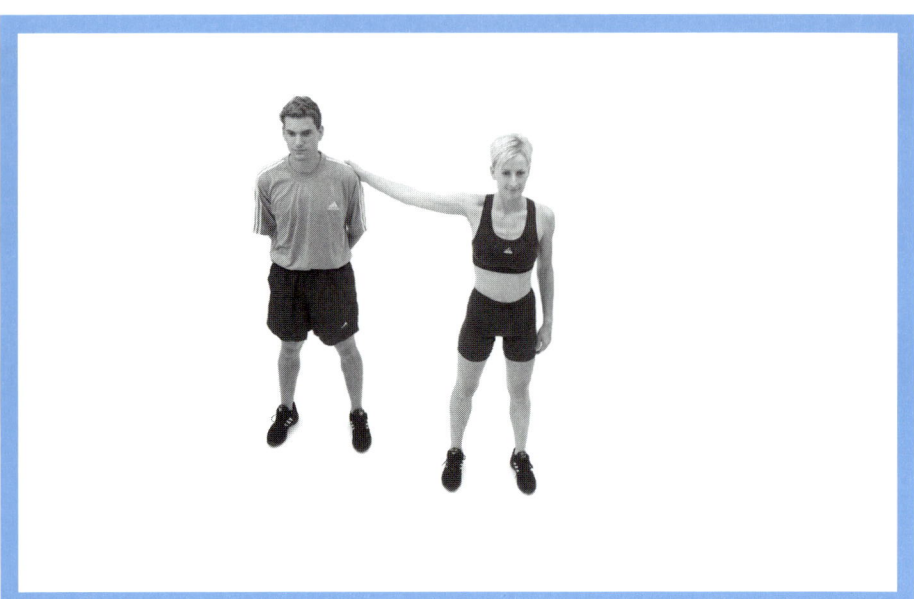

Christoph Anrich

Supertrainer
Stretching und
Beweglichkeit

Leistung steigern
Verletzungen vermeiden
Die besten Übungen

Mit Fotos von Patrick Beier

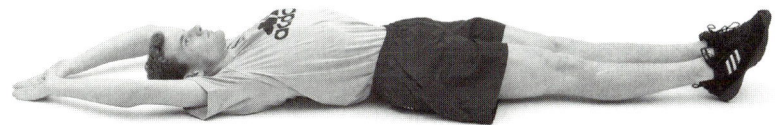

Rowohlt Taschenbuch Verlag

Bedanken möchte ich mich bei der Firma adidas für die Ausstattung der Modelle und bei allen, die mich in Gesprächen ermutigt, beraten und unterstützt haben. Besonderen Dank möchte ich Dr. Eberhard Gekeler und Dr. Daniel Wesely für die Durchsicht des Manuskriptes aussprechen. Ebenfalls ein herzliches Dankeschön richte ich an Bernd Gottwald, der auf angenehmste Weise die Entstehung dieses Buches begleitet hat.

Christoph Anrich

Dank

Überarbeitete Neuausgabe Mai 2003
Veröffentlicht im Rowohlt
Taschenbuch Verlag GmbH,
Reinbek bei Hamburg, Mai 2000
Copyright © 2000, 2003 by
Rowohlt Taschenbuch Verlag GmbH,
Reinbek bei Hamburg
Umschlaggestaltung any.way, Barbara Hanke
(Foto: Photodisc)
Innengestaltung Daniel Sauthoff, Hamburg
Satz Plantin, Rockwell und TheSans (PostScript),
QuarkXPress 4.04
Gesamtherstellung Clausen & Bosse, Leck
Printed in Germany
ISBN 3 499 61047 7

Die Schreibweise entspricht den Regeln
der neuen Rechtschreibung.

Inhalt

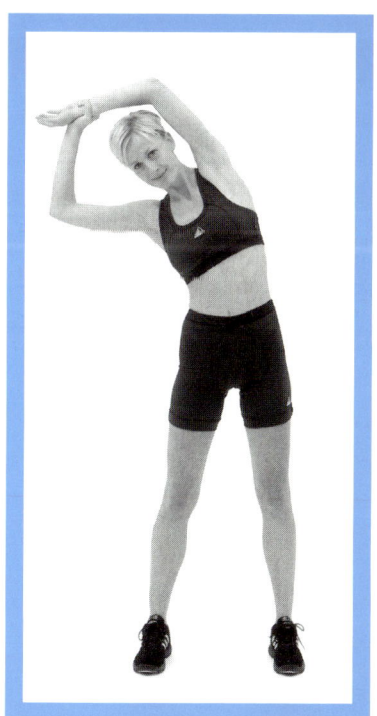

Vorwort zur überarbeiteten Neuauflage

Als ich 1995 den PI-EFFEKT bei der Behandlung eines Patienten entdeckte, konnte ich noch nicht ahnen, dass damit eine kleine trainingswissenschaftliche Revolution verbunden war. Zu sehr war ich von den damaligen Funktionen und Wirkungen des Stretchings überzeugt.

Doch je mehr ich nachforschte, desto deutlicher wurde, nahezu alle Aussagen über das Stretching waren nur Vorstellungen. Annahmen über den Dehnreflex sowie über die Funktion des Muskeltonus, aber auch das grundlegende Modell über den Muskelaufbau gerieten zunehmend in die Kritik. Immer mehr stellte sich heraus, wie viele scheinbar sicher geglaubte Ergebnisse über das Stretching nicht zutreffen. Teilweise interpretierte man die Zusammenhänge falsch, teilweise bewiesen naturwissenschaftliche Forschungen andere Zusammenhänge.

In diesem Buch werden die neurophysiologischen und (neuro)biologischen Zusammenhänge nicht vollständig erklärt, denn es will effektive Beweglichkeitsübungen anschaulich darstellen. Auf den ersten Blick erkennt man deswegen auf den Bildern auch nicht den Unterschied zum Stretching.

Das Beweglichkeitstraining mit dem PI-EFFEKT fängt dort an, wo das Stretching bisher aufhörte. Dies ist möglich, weil die Beweglichkeit vollkommen anders, als bisher angenommen wurde, gesteuert wird (diese Gesetzmäßigkeiten können Sie am besten in meinem Buch «Fußball, Leistung steigern – Verletzungen vermeiden», ebenfalls erschienen im Rowohlt Verlag, nachlesen).

Neu wurden in dieser Überarbeitung häufig wiederkehrende Fragen aufgenommen und beantwortet. Mit der inzwischen vorhandenen Literatur und den beantworteten Fragen kann der interessierte Leser sich selbst ein Urteil erlauben, welche Aussagen über das Dehnen richtig oder falsch waren und welche Vorstellungen überholt sind. Am meisten überzeugt aber nach wie vor die eigene Erfahrung in der Praxis. Üben Sie mit dem PI-EFFEKT, und Sie werden den Unterschied sofort spüren und sehen.

Das vorliegende Buch bietet bewährte Beweglichkeitsübungen für alle wichtigen Muskelgruppen. In zahlreichen Fällen überwanden Trainierende damit Muskelverspannungen und massive Rücken- und Gelenkschmerzen. Insofern dienen die Übungen nicht nur, den Sport ohne Verletzungen zu betreiben, sondern dank des PI-EFFEKTs steigern Sie Wohlbefinden und Lebensqualität, weil Verspannungsschmerzen mit dieser innovativen Methode überwunden werden können.

Christoph Anrich
Februar 2003

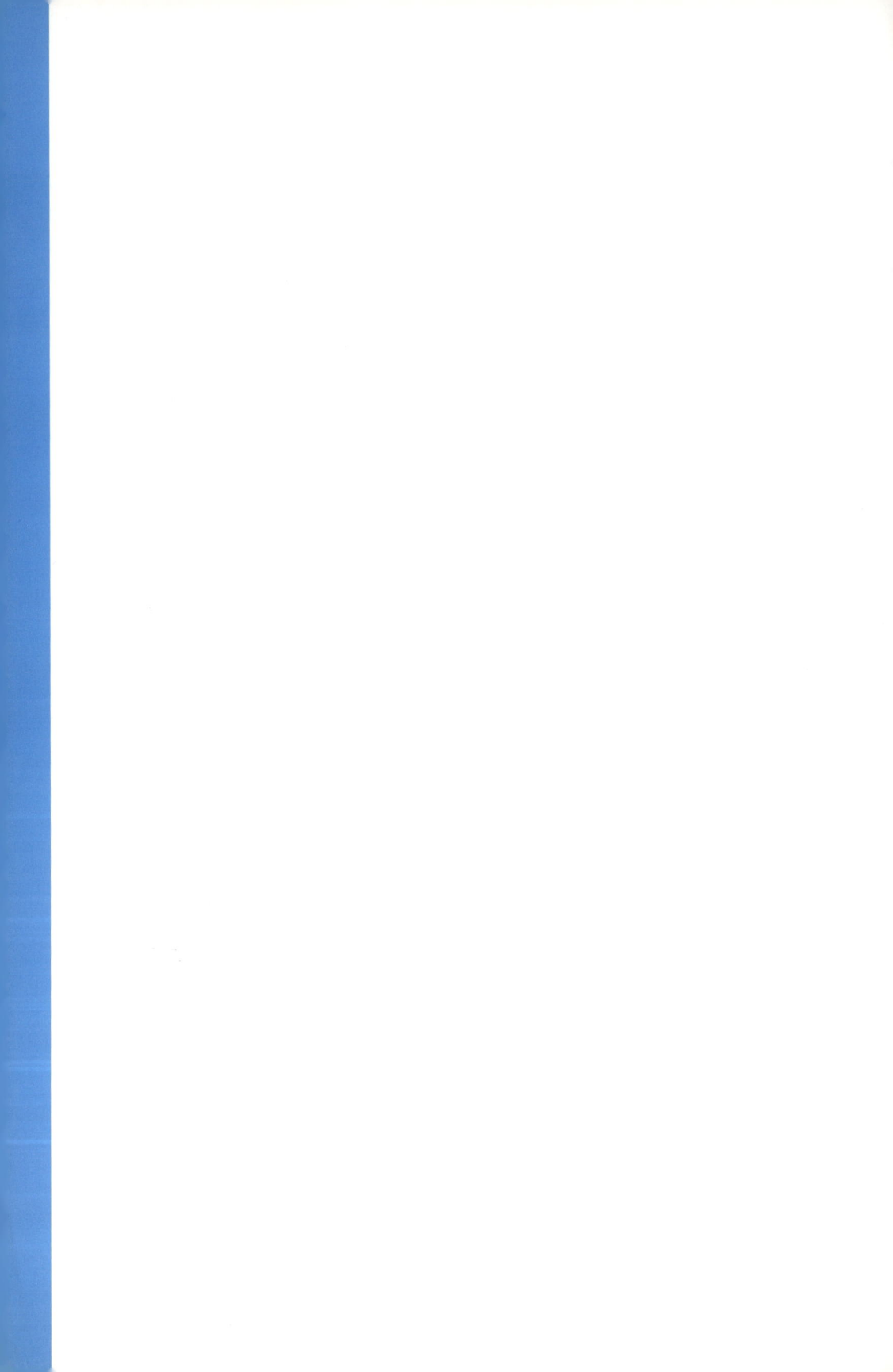

Einführung

In der Sportpraxis gehören Dehnübungen zum Standardprogramm der meisten Trainingseinheiten. Denn regelmäßiges Dehnen kann Muskelverletzungen verhindern. Ob in der Hobbymannschaft oder im Breiten- und Leistungssport, überall soll die Beweglichkeit das vorhandene Leistungspotenzial optimieren. Zudem sollen gezielte Dehnübungen dazu beitragen, dass die Bewegungskoordination erheblich verbessert wird. Daneben finden funktionelle Übungen täglich im Berufsalltag, in der Prävention und Rehabilitation Verwendung. Geeignete Übungen sollen Verspannungen lösen und Bewegungseinschränkungen vermindern.

Die positiven Auswirkungen der Beweglichkeit auf die sportliche Leistungsfähigkeit und das Wohlbefinden sind allgemein anerkannt. Die erfolgreiche Verbreitung des Stretchings unter dem Motto «Stretching ist besser als Zerren», das die 80er und 90er Jahre bestimmte, schien Lösungen für Muskelprobleme anzubieten. Die Stretchingmethode stand nicht in der Kritik und wurde fest in die Trainingslehre eingebunden. Nach dieser Entwicklung ging es nicht mehr darum, ob man stretchen solle oder nicht, sondern es wurde kontrovers diskutiert, welche der verschiedenen Stretchingvarianten am effektivsten sei, welche Muskeln funktional und funktionell wie richtig gedehnt werden und ob dynamische Dehnübungen nicht doch sportartspezifisch angewendet werden müssen.

Trotzdem beobachtete man in den vergangenen Jahren, dass, obwohl die verbesserte Dehntechnik angewendet wurde, viele Muskelverletzungen im Sport auftraten. Muskelverspannungen stellen immer noch ein zentrales Problem bei Sportlern und Nichtsportlern dar. Heute kann man sagen: Mehr Dehnübungen bewirken nicht automatisch mehr Gesundheit.

Auffallend war, dass sich in der Tat die Funktionalität stark verbessert hatte. Anschauliche Bewegungsbeschreibungen, in welcher Körperlage die einzelnen Muskeln gut trainierbar sind, findet man in etlichen Fachbüchern.

Wer richtig trainieren möchte, muss wissen, mit welchen Übungsprogrammen er welche Wirkung erzielt. Deswegen sollten die Trainierenden das Zusammenwirken des Bewegungsapparats und der Muskeln mit den wesentlichen Steuerungsebenen kennen. Beim Stretching wird die Dehnbarkeit der Muskulatur hervorgehoben. Dementsprechend muss die Dehnposition langsam eingenommen werden. Häufig findet man die Behauptung, dass langes Dehnen (30 Sekunden und länger) zu sehr guten Ergebnissen führt, weil dabei der Muskel schonend in die Länge gezogen wird. Zu wenig wird jedoch beachtet, dass die Modelle über den Aufbau der Muskulatur in erster Linie erklären, wie der Muskel arbeitet (kontrahiert), wenn Bewegung zustande kommt, und nicht den Dehnvorgang begründen. Das Modell für die Muskelkontraktion ist nicht automatisch auch ein Modell für die Muskeldehnung. Ob der Dehnprozess im Muskel damit erklärt werden kann, dass beim Dehnen die kleinsten Muskelanteile, die Aktin- und Myosinfilamente, wie ein Teleskop auseinander gezogen werden, darf infrage gestellt werden.

Vorausgesetzt nun, die Dehnung beruht nicht auf der Auseinanderbewegung von Aktin und Myosin, müssen stellvertretend andere Faktoren für die Dehnung (Beweglichkeit) verantwortlich sein.

Wenn man die sportwissenschaftliche, biologische und medizinische Fachliteratur studiert, wird selten der isolierte Muskel erklärt. Durchgehend wird das Zustandekommen von Bewegung in Nerv-Muskel-Verbindungen beschrieben. Dabei stellt niemand die Aufgabe des Gehirns infrage, das die Nervenerregungen als oberste Instanz koordiniert. Wenn die Bewegung über das Nervensystem (Gehirn) gelernt, kontrolliert und fein ausgesteuert wird, dann ist es nahe liegend, dass auch bei der «Gegenbewegung», der Dehnung, das Nervensystem (Gehirn) beteiligt ist. Weil die Steuerungsprozesse im Gehirn noch komplexer als die von Spitzencomputern sind, verwundert es nicht, wenn man kaum eindeutige Aussagen über diese Vorgänge findet.

Es erscheint logisch, dass es neben den Muskel- und Sehnenspindeln, neben den Reflexbögen, einige weitere maßgebliche Komponenten geben muss, welche die Beweglichkeit bestimmen. Diese Einflüsse für den Trainingsprozess zu veranschaulichen ist das Anliegen, das dem «Trainingsbuch Beweglichkeit» zugrunde lag.

Beim Experimentieren entdeckte ich ein «Phänomen», das, noch mehr als alle mir bekannten Dehntechniken, die Beweglichkeit verbesserte. Wegen der dabei angewandten Methode nannte ich diese Beobachtung den PI-EFFEKT.

PI steht für Progressiv-Intermittierend, das heißt für eine Beweglichkeitstechnik, bei der voranschreitend (progressiv) mit Unterbrechungen (intermittierend) geübt wird, wobei während der Unterbrechung entscheidende Impulse gesetzt werden müssen, die eine bessere Beweglichkeit ermöglichen.

Die Besonderheit des PI-EFFEKTs besteht darin, dass Beweglichkeitstraining ein individueller, aktiver Prozess ist, der durch den Aufbau, die Verbesserung und die Veränderung von Nerv-Muskel-Verbindungen umschrieben werden kann. Trainierende brauchen die richtigen Impulse für das Gehirn, dann können sie zeitlebens auch die körperlichen Codierungen umgestalten. So ist Beweglichkeit bis ins hohe Alter trainierbar, weil das wichtigste Organ, das Gehirn, ein Leben lang Bewegungsabläufe modifizieren kann (Neuroplastizität)!

Dieses Buch soll ein Trainingsbuch für die Praxis sein. Aus diesem Grund will der einleitende Teil nicht die Trainingslehre abdecken, sondern konzentriert sich auf die Neuerungen. Die bildhafte Darstellung ermöglicht auch Personen mit wenig Trainingserfahrungen den raschen Einstieg.

- Ausgewählte Übungen sollen funktional richtig die Beweglichkeit (Flexibilität) verbessern.
- Durch eine gute Beweglichkeit sollen optimale Voraussetzungen für die sportliche Leistungsfähigkeit geschaffen werden.

- Die dargestellten Übungen unterstützen regenerierende (Aufhebung von muskulären Dysbalancen), präventive (verletzungsvorbeugende), rehabilitative (wiederherstellende) Maßnahmen.
- Zahlreiche Übungen sollen zeigen, wie Sie Verspannungen lösen können.
- Die Übungen sind so ausgewählt, dass sie verständlich und anschaulich von jedermann selbständig trainiert werden können.

Zentralnervensystem und Beweglichkeit

Die Leistung des ZNS und Gehirns besteht in der Speicherung, Weiterleitung und Verbindung von Informationen (Impulsen). Diesen komplexen Vorgang können wir feststellen, die beteiligten Faktoren können wir jedoch kaum erfassen. Mit großer Wahrscheinlichkeit ist nicht die Menge der Gehirnzellen für motorische Prozesse entscheidend, sondern die Art, wie Informationen erfahren wurden, wie häufig Impulse während der kindlichen und jugendlichen Entwicklung gesetzt wurden, die Verschaltungen (Synapsenverbindungen) im Nervensystem aufbauen. Die gemachten Bewegungserfahrungen bedingen, wie Nervenzellen Informationen weiterleiten und miteinander austauschen. Alle motorischen Aktivitäten werden über Nervenbahnen gesteuert. Ständig werden wiederum aus der Körperperipherie Rückmeldungen an das Gehirn über die Körperlage weitergeleitet. Deswegen ist es sehr wahrscheinlich, dass das Gehirn entscheidend an der Steuerung der Beweglichkeit beteiligt ist.

Wir müssen also davon ausgehen, dass nicht nur Sinnesorgane im Muskel (Muskelspindeln) die Muskelspannung und Beweglichkeit steuern. Es sind wahrscheinlich komplexe Prozesse, bei denen die Informationen aus den Muskeln verarbeitet und in vielfältigen Informationsverarbeitungsabläufen im Gehirn koordiniert werden.

Die Wirkungseffektivität dieser inneren Prozesse ist als Ergebnis äußerlich sichtbar, indem die Bewegungsamplitude zunimmt, und innerlich fühlbar, indem Muskel(ver)spannungen abnehmen.

Dementsprechend sind die Muskeln bzw. Bewegungsabläufe

- mit Muskelspannungen verbunden oder «weich»;
- steif, ungelenk oder fließend;
- blockiert, oder die Bewegungen sind harmonisch anzusehen;
- durch inter- und intrakoordinative Prozesse ausgesteuert, welche die Muskulatur auf die jeweilige Situation vorbereiten (schnellkräftige Aktionen / Impulse, die die Beweglichkeit ermöglichen …);
- durch Nervenleitungen bedingt, die über Impulse angeregt oder gehemmt werden. Die Informationen werden rasant weitergeleitet und ausgetauscht.

Die Informationsvermittlung vom Gehirn (Nervensystem) in die Peripherie (z. B. Muskel) sieht dabei folgendermaßen aus:

1. Das Nervensystem reagiert flexibel. Es kann Verbindungswege ausbauen (Dendriten wachsen) und Querverbindungen (Spines / Dorne) zu anderen Arealen knüpfen, wodurch vielfältige Synapsenverbindungen ausgebildet werden können. Deswegen kann man lernen, umlernen und Bewegungsabläufe automatisieren. Allerdings werden wenig gebrauchte Informationsleitungen brüchig. Informationswege können sich ganz auflösen, und folglich können Informationen verloren gehen. Erfolgt keine Wiederholung bzw. kein Training, können einzelne Arbeitsvorgänge (Bewegungssequenzen) verlernt werden.

2. Die Qualität der Nervenbahnen ist folglich abhängig vom Training. Sie passen sich der Aktivierung an. Durch (häufige) Reize wird das Nervensystem optimiert. Die Anzahl und Länge der Dendriten nimmt zu, Synapsenverbindungen sind ein Leben lang qualitativ und quantitativ veränderbar.

3. Das Gehirn kann sich selbst strukturieren. Diese Prozesse sind nicht direkt beobachtbar, sondern nur erschließbar. Beweglichkeitstraining (auch Lernvorgänge) kann als Auf- und Umbau von neuronalen Codierungen umschrieben werden. Erfolgt die Informationsvermittlung wiederholt, sind die Leitungssysteme bereits eingerichtet. Deswegen steigert sich die Übertragungsgeschwindigkeit, und die Fehlerquote sinkt. Zudem werden zunehmend alle Bereiche (Muskeln) im menschlichen Organismus mit wichtigen Informationen versorgt. Die Abstimmung, wie gleichzeitig alle beteiligten Muskeln die richtigen (wichtigen) Informationen erhalten, wurde verbessert. Dieser Prozess der Informationsverarbeitung und Impulsübertragung macht sich in einer gut funktionierenden intra- und intermuskulären Koordination bemerkbar. Sind wichtige Muskelfasern von den Informationen ausgegrenzt worden, kommt es zu Störungen, die Beweglichkeit ist reduziert. Wurden alle beteiligten Muskeln über das Nervensystem erreicht (innoviert), verbessert sich die Beweglichkeit.

Wenn drei Gummis parallel in die Länge gezogen werden, erreicht man die Dehngrenze, wenn ein Gummi sich nicht mehr weiter dehnen lässt. Obwohl die anderen beiden noch dehnbar wären, begrenzt das eine Gummi die Dehnbarkeit (Beweglichkeit) aller drei Gummis.

Dementsprechend kann z. B. die Verhärtung einzelner Muskelfasern die Beweglichkeit einer ganzen Muskulatur beeinträchtigen.

Dass ein «Gummi» (Muskel) die/das Beweglichkeit(straining) blockiert, kann verschiedene Ursachen haben.

- Die nervöse Impulsgebung ist mangelhaft. Die Impulsketten laufen nicht koordiniert (Training fehlt). Stoffwechselstörungen, biochemische Mängel (in den Synapsenverbindungen) können deswegen die Beweglichkeit negativ beeinflussen.
- Ein Sauerstoffmangel verhindert den notwendigen Energiefluss. Aus diesem Grund scheint ein angemessenes Aufwärmen notwendig zu sein, damit das Aktivieren der Muskulatur, bedingt durch eine bessere Durchblutung, in die Gänge kommt.
- Die notwendigen Energien reichen nicht aus. Der Muskel kann nicht richtig arbeiten (die Ernährung vor der Belastung war falsch).
- Notwendige Enzyme oder Mineralstoffe fehlen (die Ernährung war falsch).
- Der Reiz, sich besser zu strukturieren, war zu schwach (die notwendigen Impulse für ein entsprechendes Koordinationstraining sind mangelhaft).

Auch Motivationen und Gefühle beeinflussen das Nervensystem und somit die Beweglichkeit.

Dabei gibt es offene Fragen für die Trainingslehre:

- Wie bedingen oder unterstützen die einzelnen Entspannungstechniken die Trainierbarkeit der Beweglichkeit?
- Wirkungen von Ängsten und Motivationen auf die Muskelspannung: (Wie) Können Ängste und Motivationen ein effektives Beweglichkeitstraining blockieren, hemmen oder sogar fördern?
- Auch meditative Prozesse steuern Nervenimpulse: Unterstützen meditative bzw. mentale Trainingselemente auch die Effektivität des Beweglichkeitstrainings?
- Welche innere Stimmung fördert das Beweglichkeitstraining?
- Die linke und die rechte Gehirnhälfte wirken komplementär zusammen: Sind die Emotionen in essenzieller, spezifischer Weise an der Qualität des Beweglichkeitstrainings beteiligt?

Bewegung und Beweglichkeit

Die Beweglichkeit steht zusammen mit Ausdauer, Kraft und Schnelligkeit immer in Beziehung zu den koordinativen Fähigkeiten. Die optimale Nutzung der konditionellen Fähigkeiten verlangt ein harmonisches Zusammenwirken von physischen, technischen, taktischen und mentalen Faktoren. Denn alle Faktoren beeinflussen gemeinsam die sportliche Leistungsfähigkeit.

Zahlreiche Einflussgrößen bestimmen das Ausmaß der individuellen Beweglichkeit. Die Grafik (S. 16) zeigt, welche wesentlichen Faktoren auf die Beweglichkeit einwirken. Nachfolgend werden diese Bestandteile, und wie sie die Beweglichkeit mitbestimmen, kurz beschrieben.

- *Kalte oder aufgewärmte Muskulatur* Die Beweglichkeit ist stark temperaturabhängig. Deswegen ist intensives Beweglichkeitstraining nur im aufgewärmten Zustand empfehlenswert. Eine «kalte» Muskulatur ist schlecht trainierbar. So soll eine Trainingseinheit nicht gleich mit Beweglichkeitsübungen begonnen werden, denn ein gründliches «Warmmachen» steigert die Effektivität. Beweglichkeitsübungen sollten immer eine Komponente des Aufwärmens sein, sie ersetzen jedoch kein Aufwärmen. Das richtige Aufwärmen und ein auf die nachfolgende Belastung ausgerichtetes Beweglichkeitsprogramm vermindern die Gefahren von Muskelzerrungen und Bänderverletzungen. Auf jeden Fall muss der Körper, sei es im Training oder im Wettkampf, auf die bevorstehende Belastung vorbereitet werden.
- *Trainingszustand* Das Bindegewebe, die Sehnen und Bänder sowie die Muskulatur müssen regelmäßig trainiert werden. Wurde dieser Bereich in der Trainingsgestaltung vernachlässigt, vermindert sich die Beweglichkeit, und es kann zu Verkürzungen kommen. Infolgedessen kann sich die Bewegungsamplitude stark einschränken. Dieser negative Prozess kann sich so weit entwickeln, dass die Verspannungen und Muskelverhärtungen schmerzhaft werden oder sogar Verletzungen (Zerrung, Muskelfaserriss) daraus resultieren.
- *Koordinative Fähigkeiten* Das harmonische Zusammenspiel der Muskeln (Agonisten, Synergisten und Antagonisten) durch die neurophysiologische Steuerung ermöglicht eine weite Bewegungsamplitude. Diese Abstimmung von Muskelaktivitäten nennt man auch intra- und interkoordinative Koordination.
- *Psyche* Stress und Ängste reduzieren im menschlichen Organismus die Aufnahmefähigkeit von wichtigen Reizen. Negativ erlebte Belastungen, innere Spannungen und Stress äußern sich in körperlichen Reaktionen. Der Muskeltonus ist hoch, die Muskulatur verkrampft, und der Blutdruck steigt. Manchmal äußern sich derartige Verspannungen in Kopf- und Rückenschmerzen. Wird die Muskulatur gelockert und erfährt ein Beweglichkeitstraining, gehen häufig entsprechende Symptome zurück. Die Betroffenen können wieder ruhig schlafen, und die Schmerzen verschwinden.
- *Genetik* Die Qualität der Muskelfaserstruktur wird zum Großteil vererbt. Die ein-

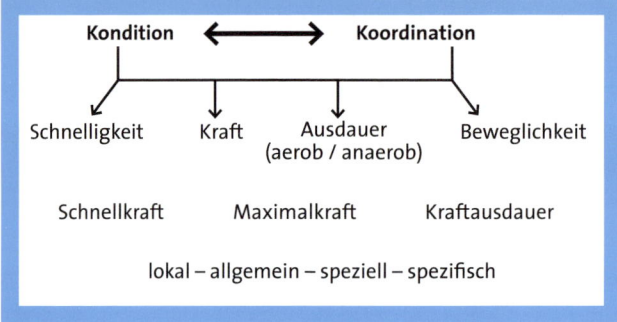

Faktoren sportlicher (körperlicher) Leistungsfähigkeit

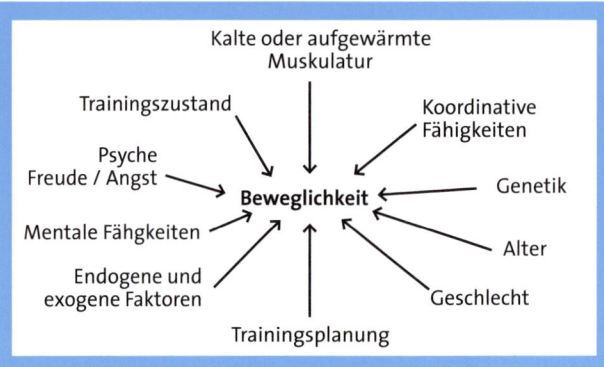

Einflussgrößen auf die Beweglichkeit

zelnen Fasertypen neigen unterschiedlich zum «Verkürzen». So ist es auch zu erklären, dass einige Personen, obwohl sie häufig ein Beweglichkeitstraining durchführen, trotzdem zu Muskelbeschwerden neigen und andere, die selten Beweglichkeitstraining vollziehen, nie verletzt sind.

- *Endogene und exogene Faktoren* Der individuelle Körperbau, die Dehnbarkeit des Bindegewebes, Verletzungen oder chronische Gelenkerkrankungen (also endogene Faktoren) bedingen genauso die Beweglichkeit wie eine zu enge Sportbekleidung oder ungünstige (unstabile) Bodenverhältnisse und schlechte Witterung (exogene Faktoren).

- *Alter* Bis zum Alter von 10 bis 12 Jahren (optimales Alter) ist die Beweglichkeit sehr gut trainierbar. Danach kann man eine mangelnde Beweglichkeit nur mit höherem Trainingsaufwand verbessern. Praktizieren Sie trotzdem bis ins hohe Alter funktional richtige Übungen. Die neurophysiologischen Fakten bestätigen die Effektivität der Übungen auch im fortgeschrittenen Alter. Die abnehmende Elastizität im Alter ist unvermeidbar, da alle Organe und Gewebe des menschlichen Organismus einem Alterungsprozess unterliegen.

- *Geschlecht* Aufgrund des unterschiedlichen Körperbaus, der damit veränderten Hebelverhältnisse und der relativen Muskelmasse, die durch die Ausschüttung von Hormonen variiert, ist das Beweglichkeitstraining einzelner Muskeln und Gelenke bei Frauen und Männern unterschiedlich effektiv.

- *Trainingsplanung*   Die Beweglichkeit ist nur richtig trainierbar, wenn funktionale Aspekte Beachtung finden. Die Gelenkstellung bestimmt, ob ein Muskel im Ursprung und Ansatz angenähert ist. Ist dies der Fall, gleicht der Muskel einem schlaffen Gummi, das ohne entsprechende Fixierung nicht in Spannung gerät, und dementsprechend kann das Beweglichkeitstraining nicht optimal durchgeführt werden. Die richtige Mischung von Belastung und Entlastung, der Wechsel von Trainingsreiz und Pausen sowie der richtige Trainingsaufbau sichern den Erfolg. Eine seriöse Trainingsplanung schließt ein angemessenes Aufwärmen vor der Belastung, eine geplante Intensitätssteigerung und am Schluss ein Auslaufen mit Lockerungs- und Beweglichkeitsübungen ein.

Was ist Beweglichkeit?

Unter Beweglichkeit versteht man die Fähigkeit, Bewegungen in bestimmten Gelenken und in der Wirbelsäule innerhalb anatomischer, biomechanischer und neurophysiologischer Zusammenhänge mit großer Amplitude auszuführen.

Die Besonderheiten der einzelnen Gelenke (Kugel-, Sattel-, Scharnier- und Zapfengelenk) legten als anatomische und biomechanische Faktoren fest, welche Bewegungen innerhalb der «natürlichen» Beweglichkeit möglich sind. Gehen die Bewegungen der Körpergliedmaßen über diese anatomisch vorbestimmte Beweglichkeitsgrenze hinaus, spricht man von Überbeweglichkeit (Hypermobilität). Können dagegen Körperteile nicht mehr in der der Funktion des Gelenks entsprechenden Weise bewegt werden, liegt eine eingeschränkte Beweglichkeit (Hypomobilität) vor.

Kann die für eine Sportart optimale Bewegungsamplitude nicht genutzt werden, wird die sportliche Höchstleistung ebenfalls eingeschränkt. Je nach Sportart wirkt sich diese Bewegungseinschränkung unterschiedlich intensiv auf die Leistungsfähigkeit aus. Im Geräteturnen oder in einigen Disziplinen der Leichtathletik (Stabhochsprung, Hürdenlauf) ist eine eingeschränkte Bewegungsamplitude deutlich leistungsmindernd. Dagegen haben wir bei allen Laufsportarten eine «Beweglichkeitsreserve». Eine extreme Gelenkstellung wird kaum erreicht, weil für den ökonomischen Bewegungsablauf nur eine mittlere Amplitude notwendig ist. Beweglichkeitsübungen sind selbstverständlich auch in diesen Sportarten Pflicht, da sonst Muskelverspannungen und -verletzungen verstärkt auftreten können.

Für die Beweglichkeit ist die Schulung und Entwicklung der koordinativen Fähigkeiten ein wesentlicher Faktor. Die tonische Spannung im Muskel, die nervöse Aussteuerung und Hemmung von Muskeln, die keine bzw. eine Gegenkraft zu der erwünschten Bewegungsrichtung ausüben, die optimierte inter- und intramuskuläre Koordination (neurophysiologische Faktoren) ermöglichen bzw. verhindern Bewegungsweiten. Nur wenn nervöse Verbindungen zwischen den Nervenzellen und den dazugehörigen Muskeln richtig angesteuert werden, wenn die Agonisten und Antagonisten übereinstimmend zusammenwirken, erreicht man eine bessere Beweglichkeit.

Klare Grenzen der Beweglichkeit finden wir immer dort, wo der passive Bewegungsapparat Bewegungsvorgaben setzt. Dabei erfüllt der passive Bewegungsapparat wesentliche Funktionen. Teils schützt der passive Bewegungsapparat den Menschen vor gefährlichen Verwindungen, teils stabilisiert er und gibt quasi eine richtige, «natürliche» Haltung vor. Das Skelett, die Knochen, festigt die aufrechte Körperposition, die Gelenke definieren Bewegungsamplituden, und die Faszien, Bänder und Sehnen stabilisieren Bewegungsrichtungen. Eine lange Dehndauer von 20 und mehr Sekunden ist notwendig, wenn der passive Bewegungsapparat ins Beweglichkeitstraining einbezogen werden soll, weil ein kurzer Dehnreiz von 2 bis 3 Sekunden sich z. B. auf die Faszien, Sehnen und Bänder kaum positiv auswirkt.

Vorstellungen, dass die Beweglichkeit beliebig verbessert werden kann, sind weder sachlich richtig, noch sind solche Wünsche uneingeschränkt empfehlenswert. Die «Gummimenschen» des chinesischen Staatszirkus können zwar scheinbar vorgegebene Grenzen überschreiten, doch die Methoden und Folgen sind kritisch zu beleuchten. An dieser Stelle sollen jene Methoden nicht weiter erörtert werden. Vorbehalte sind jedoch angebracht. Denn nur weil von klein auf auch der passive Bewegungsapparat trainiert und «verbogen» wird, sind derartige Kunststücke möglich.

Effektive Maßnahmen greifen vor allem dort, wo der aktive Bewegungsapparat die Bewegungsvorgaben bestimmt.

Mit dem aktiven Bewegungsapparat, also der Muskulatur und den Sehnen, haben wir maßgebliche Einflussgrößen auf die Beweglichkeit, die lohnend und unproblematisch optimiert werden können. Im Gegensatz zum passiven Bewegungsapparat sind beim aktiven Bewegungsapparat die entscheidenden Steuerungsvariablen relativ offen.

Der PI-EFFEKT

Die Methode lässt sich am besten «erklären», wenn Sie die Wirkung am eigenen Leib erfahren. Trainieren Sie entsprechend den Beschreibungen exemplarisch eine Beweglichkeitsübung mit dem PI-EFFEKT.
Die nachfolgenden Kapitel erklären und würdigen die Wirkungsweise des Stretchings. Anschließend wird die neue Methode, das Beweglichkeitstraining mit dem PI-EF-FEKT, eingeführt. Dabei werden Gemeinsamkeiten, Weiterentwicklungen und Neuerungen transparent gemacht.

Stretching

In den vergangenen Jahren haben sich verschiedene Stretchingvarianten in der Sportpraxis durchgesetzt. Funktionelle Denkweisen verbesserten darüber hinaus die Trainingsmethoden sowie die Bewegungsqualität von gezielt angegangenen Dehntechniken.

Ein Problem bleibt: Die unterschiedlichen Methoden des Stretchings sind zwar oft diskutiert und an Beispielen dargestellt worden. Bis heute gibt es freilich wenig empirisch abgesicherte Ergebnisse über die Wirkungsweisen «richtiger Stretchingmethoden».

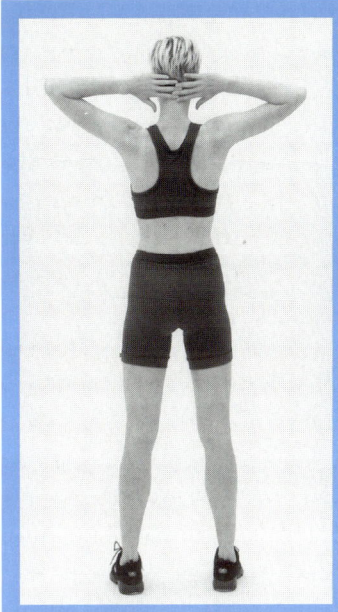 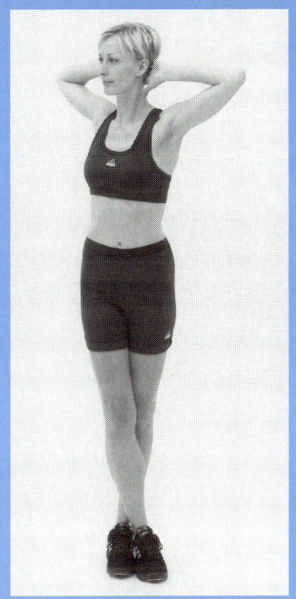 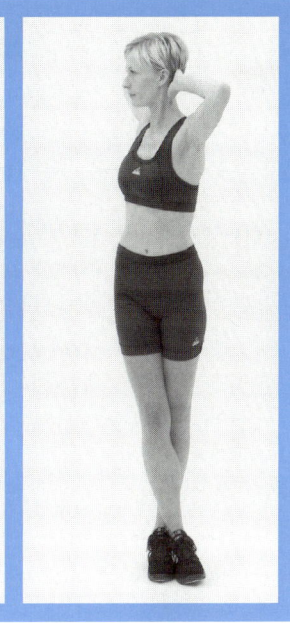

Aufgabe: «Dehnung»
Dehnung bis zum Wahrnehmen des Dehnreizes

Aufgabe: «PI-Effekt»
Isometrische Anspannung der aktuell «gedehnten» Muskulatur

Aufgabe: «Auswirkung»
Fortsetzung der «Dehnung» in erweiterter Bewegungsamplitude

In Seitgrätschstellung führen Sie die Hände in Nackenhalte und drehen Sie langsam den Rumpf nach rechts, bis Sie deutlich einen Dehnreiz (Blockade) in der Rückenmuskulatur wahrnehmen.

In der optimalen «Dehnposition» drücken Sie den Rumpf 1–2 Sekunden nach hinten und die Schulterblätter sanft gegeneinander. Die Hände fixieren die Bewegung, sodass keine Bewegung sichtbar ist (isometrische Anspannung).

Lösen Sie die Anspannung. Der Dehnreiz ist verschwunden. Zudem ist es auf einmal möglich, die Rotation in dieselbe Richtung fortzusetzen, bis Sie erneut den Dehnreiz wahrnehmen können.

Die Schwierigkeiten, etwas Verlässliches über die Vorteile des Stretchings zu erfahren, bestehen darin, dass eine spezielle Dehnmethode oder Dehnvariante kaum begründet wird. Warum die Muskulatur nach einer Dehnübung besser auf eine bestimmte Bewegung vorbereitet wurde oder warum die Dehnung mindestens 30 Sekunden gehalten werden muss, wird oft unzureichend oder gar nicht erklärt. Weil die Begründungszusammenhänge kaum dargestellt werden, kann man nicht beweisen, dass eine Technik besser, sinnvoller und effektiver als eine andere ist. Wenn die entscheidenden Parameter für eine Bewegungsempfehlung fehlen, steht die Aussage, dass sich die Dehntechnik bzw. -variante in der Praxis bewährt habe, beziehungslos im Raum, selbst wenn die Behauptung richtig ist.

Des Weiteren können neuromuskuläre Prozesse an lebenden Personen nur begrenzt bewiesen werden. Insofern vermutet man beim Stretching nur gute Möglichkeiten, die Muskulatur effektiv zu dehnen. Die jeweils angegebenen Beispiele für die Praxis sind keine Beweise für Steuerungsprozesse, sondern phänomenologische Beobachtungen.

Wie wird die Wirkung bzw. Funktion des Stretchings begründet?

- Muskuläre Verkürzungen führen zu muskulären Dysbalancen. Stretching möchte das muskuläre Gleichgewicht wiederherstellen.
- Etliche Muskeln neigen durch ihre Muskelfaserstruktur und aufgrund ihrer Funktion (z. B. Rumpfstabilisation), wenn sie nicht regelmäßig gedehnt werden, eher zum Verkürzen als andere Muskeln. Ein verkürzter Muskel begünstigt die Entstehung von Muskelverletzungen. Das Stretching möchte diese Verletzungsgefahr durch sinnvolle Dehnungen reduzieren.
- Ruckartige Bewegungen führen zu unelastischen Muskeln. Dabei verhindert eine reflektorische Kontraktion des Muskels das Zerreißen von Muskelfasern und eine Schädigung des zugeordneten Gelenks. Bei sanften Dehnübungen wird die Schutzreaktion überflüssig, weil kein Dehnreflex ausgelöst wird. Die Muskulatur kann deswegen im entspannten Zustand wirkungsvoll gedehnt werden.
- Dehnübungen verringern die Muskelspannung und fördern die Muskelkoordination.

Ein großes Problem ist geblieben: Trotz der verbesserten Dehn-(Stretching-)Methoden ist die (muskuläre) Verletzungsproblematik unverändert groß. Das erstaunt umso mehr, wenn man weiß, dass Wissenschaftler, Sportmediziner und Sportwissenschaftler in den vergangenen Jahrzehnten intensiv in Bereichen der Trainingslehre, Bewegungslehre und Verletzungsprophylaxe geforscht haben.

Die Verletztenquote z. B. in der Fußballbundesliga war in den vergangenen Jahren dramatisch hoch. Weitere Faktoren, die als Ursache für Verletzungen herangezogen werden, fallen als Begründung für häufiger auftretende Verletzungen weg. Denn die Trainingsumfänge haben in den vergangenen Jahren eher ab- als zugenommen. Auch kann eine steigende Härte in den Zweikämpfen nicht nachgewiesen werden. Folglich kann festgehalten werden: Durch das konventionelle Stretching ist es nur bedingt gelungen, Muskelverletzungen einzudämmen.

Perspektive PI

Die folgenden Anregungen beschreiben einen neuen Ansatz, wie optimale Beweglichkeitsübungen praktiziert werden sollten. Daraus folgt phänomenologisch eine andere Technik. Der Stretchingbegriff soll hier nicht verwendet werden, da er höchstens *einen* Faktor des Beweglichkeitstrainings abdeckt. Die neue Methode wurde inzwischen über einen längeren Zeitraum getestet, modifiziert und in verschiedenen Trainingsabschnitten angewendet, im Fuß-, Basket- und Volleyball, im Tennistraining und im gesamten Fitnessbereich, bei jungen und älteren Sportlern.

Manchmal durften, bevor ich meine neue Beweglichkeitstechnik anwendete, meine Versuchsgruppen und -personen (darunter Bundesligamannschaften und etliche Spitzensportler) sich nach den besten ihnen bekannten Trainingsgesetzen «optimal» aufwärmen und dehnen. Erst im Anschluss daran begann ich, die neue Beweglichkeitstechnik anzuwenden. Das Erstaunen über die Technik, die sowohl äußerlich sichtbar die Beweglichkeit verbesserte als auch innerlich spürbar die empfundene Muskelspannung verringerte, war jedes Mal (ohne Ausnahme) groß.

Die erzielten Ergebnisse sind phänomenologisch eindeutig:

- Trainierende, die jahrelang unter Muskelproblemen litten, konnten wieder ohne Einschränkungen trainieren und erlebten, weil sie wieder beschwerdefrei trainieren konnten, eine deutliche Leistungssteigerung.
- Übende konnten ihre Beweglichkeit bereits nach einem Training außerordentlich verbessern.
- Fußballspieler hatten monatelang keine Muskelverletzungen mehr.
- Viele Teilnehmer fühlten sich erlöst von unangenehmen Verspannungen und konnten anschließend «befreit» aufspielen bzw. wieder Sport treiben.

Die über Jahre in der Praxis erprobten Resultate begründen den Optimismus, dass die neue Beweglichkeitstechnik mit dem PI-EFFEKT Muskelverletzungen besser als bisher vermeidet und die sportliche Leistungsfähigkeit fördert.

PI-EFFEKT

Kurzdefinition des PI-EFFEKTs (Progressiv-Intermittierend): Das Beweglichkeitstraining wird fortschreitend (progressiv) gesteigert. Jeweils beim deutlichen Dehnreiz unterbricht man den «Dehnvorgang» (intermittierend), um die Muskulatur isometrisch anzuspannen. Anschließend kann das Beweglichkeitstraining auf neuem Niveau fortgesetzt werden.

Die Position wird wie beim Stretching gewohnt langsam sanft eingenommen. In der Endposition der gehaltenen Dehnung wird der zu trainierende Muskel (Agonist und teilweise Antagonist, vgl. S. 25–26) vorwiegend isometrisch bis an die Schmerzgrenze in eine Muskelanspannung gebracht. Diese isometrische Muskelanspannung wird nach wenigen Sekunden (1 bis 3 Sekunden) gelöst. Direkt danach wird der Muskel wieder langsam und sanft eine «Stufe» weiter bis zum Optimum gedehnt. In der neuen Endposition der gehaltenen Dehnung wird der zu trainierende Muskel nochmals bis an die Schmerzgrenze isometrisch angespannt.

Der PI-EFFEKT. Nach dem Lösen der isometrischen Anspannung kann das betreffende Körperglied (z B. ein Bein) anschließend deutlich weiter bewegt werden.

Sichtbare und spürbare *Effekte*: Die Bewegungsamplitude vergrößert sich (der Winkel wird stumpfer). Der Muskel wird «dehnbarer», er fühlt sich wahrnehmbar lockerer an.

Vergleichen Sie die phänomenologischen Ergebnisse der traditionellen Stretching-methoden mit dieser Vorgehensweise. Sie werden verwundert sein. Die Trainierenden, die diese Methode ausprobiert haben, beschreiben das Ergebnis: «Ich fühle mich so beweglich wie nie zuvor.»

Die progressive Muskelentspannung nach JAKOBSON, ein Klassiker der Muskel-entspannung, erzielt ähnliche Wirkungen wie das Beweglichkeitstraining nach dem PI-EFFEKT. Man kann so von einer engen Verwandtschaft beider Methoden sprechen. Bei der progressiven Muskelentspannung werden systematisch nacheinander die ver-schiedenen Muskelgruppen wenige Sekunden maximal angespannt. Nach der Anspan-nungsphase kann eine körperliche Entspannung festgestellt werden, die für verschie-dene Bezüge genutzt wird. Diese Technik hat sich vor allem zum Erreichen einer kon-zentrierten Entspannung («Wachheit»), der eine (sportliche) Aktivität folgen kann, oder zum Stressabbau bewährt.

Das Beweglichkeitstraining mit dem PI-EFFEKT hat vergleichbare Ergebnisse, aber andere Zielsetzungen und eine andere Ausgangsposition. Während bei der pro-gressiven Muskelentspannung die Muskeln im gelösten Zustand maximal angespannt werden, werden beim Beweglichkeitstraining mit dem PI-EFFEKT die Muskeln bis zum Dehngefühl gestreckt. Erst danach folgt die Muskelanspannung. Die Technik der progressiven Muskelentspannung zielt sowohl auf eine Entspannung als auch auf ein konzentriertes Aktivierungsniveau, das Beweglichkeitstraining mit dem PI-EFFEKT möchte Verspannungen lösen, ohne gleichzeitig auf die Psyche, die Seele oder sonstige Spannungspotenziale im Körper gezielt Einfluss nehmen zu wollen. Natürlich wirkt sich das Beweglichkeitstraining auch positiv auf die Gefühle und auf das körperliche Befinden aus. Diese Einflüsse werden allerdings nicht dezidiert angestrebt.

Hypothesen zur Wirkungsweise des PI-EFFEKTs

- Neben Muskel- und Sehnenspindeln, die die Muskelspannung (Tonus) kontrollie-ren, gibt es weitere neuromuskuläre Regulations-/ Steuerungsebenen.
- Die dominante Steuerungsebene ist im Zentralnervensystem zu finden. Deswegen beeinflussen neurophysiologische Steuerungsprozesse wahrscheinlich die Beweg-lichkeit der Muskulatur mehr, als bisher angenommen wurde.
- Diese Aussteuerung erfolgt über Aktivierung bzw. Hemmung der Muskelfasern, indem nervöse Impulse unterschiedlich intensiv weitergeleitet oder unterdrückt werden.
- Die inter- und intramuskuläre Koordination übernimmt für die Muskelspannung eine wichtige Funktion. Hemmt oder blockiert die neurophysiologische Steue-rungsebene den (die) Synergisten oder den (die) Antagonisten, sind die gewünschte Beweglichkeit und eine ausreichende Entspannung, trotz der sanften Muskeldeh-nung, nur eingeschränkt möglich.
- Das Zentralnervensystem koordiniert bzw. reguliert die Muskeltätigkeit mit, indem ständig Informationen aus dem Muskel verarbeitet werden. Erfolgt in «maximaler

Dehnposition» ein Signal, das dem Gehirn mitteilt, welche Muskelgruppen besser koordiniert werden müssen, ermöglicht die neurophysiologische Hemmung des Antagonisten sowie die synergetische Abstimmung (Impulssteuerung) der beteiligten Agonisten, dass die Muskulatur feiner ausgesteuert werden kann. Dieser Vorgang wird durch die isometrische Muskelanspannung ausgelöst.

Erklärungsmodell für den PI-EFFEKT: Bei der isometrischen Muskelkontraktion können viele motorischen Einheiten gleichzeitig aktiviert werden und eine Brückenbildung in den Muskelfasern (Aktin- und Myosinfilamente) eingehen, da keine Bewegung erfolgen muss.

Bei dynamischen Bewegungen müssen sich die einzelnen motorischen Einheiten abwechseln, damit konstant eine Bewegung möglich ist. Das bedeutet, dass bei dynamischen Aktionen maximal 50 Prozent aller Muskeln sich in einer Brückenbildung befinden können.

Bei der isometrischen Anspannung senden somit alle motorischen Einheiten dem ZNS Impulse. Daraufhin steuert (koordiniert) das ZNS in Zusammenarbeit mit den Muskel- und Sehnenspindeln die beteiligten Muskeln auf ein besser abgestimmtes «Aktivierungsniveau», das in der Entspannungsphase eine bessere Beweglichkeit ermöglicht. Bei diesem Vorgang wird die Muskelintensität zwischen den beteiligten Muskelgruppen (Muskelfasern) ständig ausgewertet und immer feiner ausgesteuert, indem durch Rückkopplungen (Rückinformationen) die neuen Muskelspannungswerte analysiert, optimiert und Verspannungen gelöst werden. Die Folge ist der PI-EFFEKT, der jeweils eine bessere Beweglichkeit ermöglicht. Dieser PI-EFFEKT minimiert sich mit jedem Durchgang, weil die oben beschriebenen Effekte, die intra- und intermuskuläre Koordination, immer mehr realisiert (verbessert) werden. Da sich die Aussteuerung 100 Prozent annähert, wurde der mögliche Trainingsreiz optimal genutzt.

- Die psychische Verfassung wirkt sich auf die Steuerungsebene des ZNS aus. Stress oder Angst z. B. blockieren eine optimale Feinsteuerung.
- Muskuläre Dysbalancen oder Narben von verheilten Muskelverletzungen führen zu Verspannungen. Führen diese Dysbalancen zu Fehlhaltungen, können die Nerven, die die Muskulatur steuern, den Muskel «blockieren» und die Beweglichkeit einschränken.
- Die Verbesserung der Dehnamplitude basiert auf der Einbeziehung inter- und intrakoordinativer Prozesse.

Genau genommen wird beim Beweglichkeitstraining mit dem PI-EFFEKT der Muskel gar nicht in die Länge gezogen (gedehnt), sondern Sperren, die eine weitere Beweglichkeit blockieren, werden gelöst.

Eine weitere wesentliche Konsequenz für die Trainingslehre leitet man aufgrund dieser Überlegungen ab. Beim intensiven Beweglichkeitstraining werden die Brückenverbindungen von Aktin und Myosin in der Muskulatur nicht auseinander gezogen.

Damit ist die Anzahl der Brückenverbindungen von Aktin und Myosin nach dem Beweglichkeitstraining auch nicht so gering, dass stärkere Kraftimpulse auf labile Verhältnisse im Muskel stoßen. Folglich sind die Bedenken, dass der Muskel nach einem intensiven Beweglichkeitstraining sich leichter verletzen oder sogar reißen kann, unbegründet.

Anmerkung: Mir ist auch kein einziger Fall bekannt, dass direkt anschließend an ein Beweglichkeitstraining mit dem PI-EFFEKT eine Muskelverletzung aufgetreten ist.

Beweglichkeitstraining oder Stretching?

Ist das Beweglichkeitstraining nicht eine Variante des Stretchings?

Stretching galt beinahe drei Jahrzehnte lang als unumstößlich. Scheinbar waren die Abhängigkeiten hinreichend erklärt worden. In der Tat gab es eine Zeit lang keine Alternative, mit der man sich öffentlich hätte zeigen dürfen. Alle Aufmerksamkeit der Sportverbände richtete sich auf die Verbreitung funktionaler Dehnübungen.

Zu Recht wünscht sich jeder Übungsleiter Sicherheit darüber, dass die aktuelle Trainingsform Verletzungen vermeiden hilft. Ständig neue Varianten über das Stretching irritierten. Manch einer ließ aufgrund von Warnungen Dehnübungen ganz weg.

Um die Flucht in die Passivität zu vermeiden, formulierte Anrich eine allgemein gültige These (ANRICH, Rückenschule 1995): «Die bekannte und beste Dehntechnik für eine Sportart sollte so lange bevorzugt werden, bis eine neuere Technik die alte begründet ablöst. Allerdings sind neuere Erkenntnisse in der Theorie und Praxis immer mit den Ergebnissen der gewohnten Übungsform zu vergleichen.»

Es war schon Mitte der 90er Jahre sicher, dass Erklärungen über die Ausführung von Dehnübungen auf Vermutungswissen beruhen und deswegen wissenschaftliche Forschungsergebnisse die bereits bestehenden, nicht vollständig abgesicherten Theorien irgendwann ablösen werden.

Das Beweglichkeitstraining mit dem PI-EFFEKT verwirklichte diesen elementaren Wechsel. Konsequenterweise wurde vieles, was beim Stretching lieb und recht war, hinterfragt. Inzwischen wiesen sportwissenschaftliche Forschungen andere Gesetzmäßigkeiten nach. In Experimenten stellte man fest, die dem Stretching zugrunde liegenden Vermutungen treffen nicht wie behauptet zu. Stretching geriet in die Kritik. Das Pendel schlug sogar in die andere Richtung. Einige warnten vor der beim Stretching angeblich bestehenden Verletzungsgefahr. Die eine Annahme löste andere Vermutungen ab. Gleichzeitig bestätigten sich die Thesen über die effektive Wirkung des Beweglichkeitstrainings mit dem PI-EFFEKT. Trotzdem schwankten auch interessierte Sportler in ihrer Meinung hin und her oder kippten um, je nachdem, welchen Beitrag zum Stretching man gerade hörte.

Wieso der Wechsel vom Stretching zum Beweglichkeitstraining nicht viel schneller erfolgt, hat Gründe. Zum einen liegt eine gewisse Müdigkeit vor, und Hilflosigkeit breitet sich aus. Schon wieder etwas Neues, war zu hören. Zum anderen besteht die Schwierigkeit, dass die Phänomenologie, also die äußere Beobachtung, wie man beim Beweglichkeitstraining trainiert, nicht die gewaltigen Abweichungen zum Stretching erkennen lässt. Betrachtet man die Fotos des Beweglichkeitstrainings im Praxisteil, sieht man äußerlich kaum den Unterschied zu den Übungen des Stretchings.

Jedes Modell geht von Vorverständnissen und Vermutungen aus. Ohne Erklärungsversuche wären Trainingstipps reine Spekulation. In Wirklichkeit unterscheiden sich die Erklärungsmodelle von Stretching und Beweglichkeitstraining beträchtlich.

Dem Beweglichkeitstraining liegt ein vollkommen anderer Muskelaufbau zugrunde. Anrich berücksichtigt im Gegensatz zu den Modellen der Vergangenheit das Titin als essenzielles Muskelprotein. Die mit Titin in Verbindung stehenden Trainingsgesetze stellte Anrich im Buch «Fußball, Leistung steigern – Verletzungen vermeiden», ebenfalls erschienen im Rowohlt Verlag (2002), dar.

Wenn man grundsätzliche Gesetzmäßigkeiten des Stretchings erörtert, aber von drei zentralen Bausteinen des Muskels immer nur zwei (Aktin und Myosin) berücksichtigt, dann ist es auch nicht verwunderlich, wenn alle Untersuchungen über das Stretching in der Vergangenheit zu zweifelhaften oder keinen aussagekräftigen Ergebnissen kommen. Neuere Untersuchungen unter anderem von FREIWALD und WIEMANN zeigten auf, dass beim Stretching weder eine Zunahme der Muskellänge noch eine Verringerung der Verletzungsgefahr erfolgt.

Bedenkt man diese Fakten, dann erstaunt die Eindringlichkeit, mit welcher Empfehlungen und Verbote in Bezug auf «richtige Dehnübungen» vermittelt werden.

Zukünftig müssen physiologische Erkenntnisse (z. B. über den Muskelaufbau) und nervöse Steuerungsprozesse (z. B. die intra- und intermuskuläre Koordination, Synapsenverbindungen und Reflexe) in verständlicher Sprache und anschaulichen Übungen dargestellt werden. Allerdings sind die vielen Prozesse, die im Zentralnervensystem (Gehirn) ablaufen, nur schwer nachweisbar. Verbessert sich infolge des Trainings sicht- und spürbar die Beweglichkeit, versucht man die Veränderungen innerhalb der bekannten körperlichen Rahmenbedingungen zu interpretieren.

Das nachfolgende Praxisbeispiel beweist, die Beweglichkeit wird hauptsächlich nervös über das Zentralnervensystem und nicht über Eigenreflexe der Muskel- und Sehnenspindeln gesteuert.

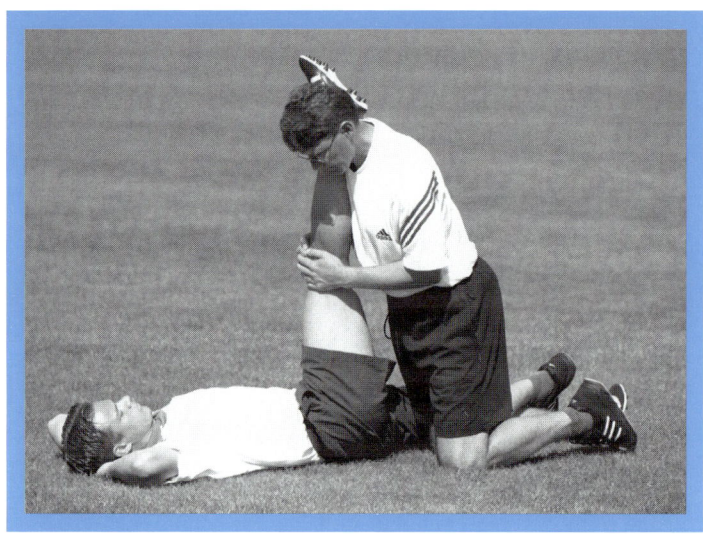

Der Übende (P1) liegt in Rückenlage und führt das rechte Bein auf die Schulter vom Partner (P2). P1 drückt das rechte Bein im Kniegelenk ganz durch, P2 fixiert es mit den Händen und streckt langsam das Bein von P1, bis der Dehnreiz an der Oberschenkelrückseite deutlich spürbar ist. Dabei lagert der rechte Unterschenkel von P2 über dem linken Unterschenkel von P1.

PI-EFFEKT: P1 drückt kräftig das gestreckte linke Bein gegen den Unterschenkel von P2 (isometrische Anspannung). P1 löst die Anspannung wieder. Obwohl am rechten Bein direkt kein eigener Reiz erfolgte, ist am linken Bein die Beweglichkeit danach deutlich gesteigert.

Fazit (Beweis)

Der Impuls für die Verbesserung der Beweglichkeit am linken Bein erfolgt weder durch die Muskel- bzw. Sehnenspindel des linken Beines, noch durch Impulse der antagonistischen Muskulatur. Da folglich die isometrische Anspannung am rechten Bein für die Beweglichkeitsoptimierung verantwortlich ist, liegt die Ursache dafür in der verbesserten intermuskulären Koordination. Diese kann nur polysynaptisch (über mehrere Nervenverbindungen) und über das Zentralnervensystem (Rückenmark und Gehirn) erfolgt sein. Im Ergebnis wurden muskuläre Verspannungen am anderen Bein, also der linken Beinseite, gelöst.

Beweglichkeitstraining oder Stretching: ein Vergleich

	Stretching / Früher	Beweglichkeitstraining mit PI-EFFEKT / Heute
1. Wie wird die Dehnposition eingenommen?	Dehnposition wird schonend und langsam eingenommen, damit der Dehnreflex nicht aktiviert wird.	Dehnposition wird ebenfalls schonend und langsam eingenommen, weil ruckartiges Üben zu Verletzungen führen kann.
2. Was passiert beim «Dehnen»?	Der Muskel wird sanft in die Länge gezogen.	Verspannungen (Blockaden) in der Muskulatur werden gelöst. Die vielen Muskelanteile werden besser koordiniert (intra- und intermuskulär).
3. Welches Sinnesorgan ist für die Effektivität des Trainings verantwortlich?	Die Spindeln in der Muskulatur und an der Sehne. Wird zu ruckartig gedehnt, erkennen diese Sinnesorgane es und schützen den Muskel durch eine Schutzhemmung vor Verletzungen.	Das Zentralnervensystem, die Nervenbahnen in Gehirn und Rückenmark. In der Übungsposition, bei der ein Dehnreiz wahrgenommen werden kann, erfolgt ein isometrischer Impuls. Dadurch werden mehr motorische Einheiten überprüft, koordiniert und Blockaden gelöst (PI-EFFEKT).
4. Wie lange wird die Übungsposition gehalten?	Je nach Autor: 5 Sekunden – über eine Minute	Sehr kurz (1–2 Sekunden): Zur Aktivierung des PI-EFFEKTs ist nicht wesentlich, wie lange man dehnt, sondern dass man möglichst alle Muskelanteile neuromuskulär abruft.
5. Wie viele Wiederholungen werden empfohlen?	Je nach Autor: 3–10 Wdh.	1–3 Wdh.
6. Vergleich zu anderen Methoden (PNF)	PNF (proprioceptive neuromuscular facilitation) Maximale Vorkontraktion des zu trainierenden (teilweise antagonistischen) Muskels, Entspannung und anschließende Dehnung. Ziele: Muskelwiderstand minimieren, u. a. Hemmung der antagonistischen Muskulatur.	Einnehmen der maximalen Dehnposition und anschließende Kontraktion des zu trainierenden (teilweise kollateralen) Muskels, Entspannung, ... 2–3 Wdh. Ziele: Einbeziehung von mehr motorischen Einheiten (intra- und intermuskuläre Koordination), Lösen von Blockaden.

7. Vergleich zu anderen Methoden (CHRS)	Isometrische Anspannung der zu dehnenden Muskulatur vor dem Stretching. Ziele: Verminderung des Muskeltonus, Desensibilisierung der Muskelspindel und Aktivierung der Sehnenspindel, damit die Muskelkontraktion (auch die antagonistische) gehemmt wird. Steuerung des Stretchings: Muskel- und Sehnenspindel.	Einnehmen der maximalen Dehnposition und anschließende Kontraktion des zu trainierenden (teilweise kollateralen und kontralateralen) Muskels, Entspannung, ... 2–3 Wdh. Ziele: Einbeziehung von mehr motorischen Einheiten (intra- und intermuskuläre Koordination), Lösen von Blockaden. Steuerung des Beweglichkeitstrainings: Neuromuskulär über das ZNS.
8. Welche Bedeutung haben die Muskel- und Sehnenspindeln?	Besonders bei Methoden der postisometrischen Relaxation wirken die Spindeln auf die Aktivität und Beweglichkeit, weil sie die Steuerung der Muskulatur verändert und sie dadurch Dehnmöglichkeiten verbessern sollen.	Die so genannten Propriozeptoren geben ständig Rückmeldungen über Gelenkbewegungen und -stellungen. Sie sind wichtig bei motorischen Lernprozessen. Für die Verbesserung der Beweglichkeit haben sie nur eine untergeordnete Bedeutung.
9. Was wird gedehnt?	Aktive (Muskel) und passive (Bindegewebe, Bänder, Sehne) Strukturen.	Eigentlich vollzieht sich gar keine Dehnung! Passive Strukturen, die stabilisierende Funktionen haben, sollen nicht mobilisiert werden.
Grundprobleme / Kritik:	Weder die physikalischen Eigenschaften der passiven Strukturen wurden berücksichtigt, noch der Muskelaufbau mit dem Titin.	20 Jahre Stretching mit vielen Varianten (schon wieder etwas Neues) sind trotz falscher Vermutungen manifestiert. Die Methode mit dem PI-EFFEKT offenbart bei der bildlichen Anschauung allein nicht die Unterschiede zum Stretching.

Fragen und Antworten zur besonderen Wirksamkeit des PI-EFFEKTs

1. Frage:
Ist ein intensives Beweglichkeitstraining vor dem Sport sinnvoll?
Steigt oder fällt durch ein intensives Beweglichkeitstraining die Verletzungsgefahr?

Antwort:
In der Vergangenheit gab es Meldungen, die vor Stretchingübungen beim Aufwärmen warnten. Man solle solche Übungen vor muskulären Höchstleistungen nur äußerst vorsichtig einsetzen. Solche Empfehlungen erfolgen, wenn man Dehnvorgänge falsch interpretiert.

Gegenposition: Meines Erachtens ist ein Beweglichkeitstraining mit dem PI-EFFEKT vor jedem intensiven Sporttreiben sinnvoll, in vielen Fällen sogar notwendig, um Verletzungen zu vermeiden. Wenn man sich mit Verspannungen (Blockaden) in der Muskulatur bewegt, macht der Muskel schnell «dicht». Man erkennt es daran, dass der Muskel unangenehm hart ist und teilweise sich ein Schmerzempfinden bemerkbar macht. Treibt man trotzdem weiter Sport, kommt es häufig zu Muskelverletzungen.

Der PI-EFFEKT löst diese Verspannungen im Muskel. Deswegen können die Anteile der Muskulatur, die vorher die Muskelbewegung einschränkten, sich nicht mehr verletzen.

Mit der PI-Technik können Sie Muskelverletzungen vermeiden und Muskelverspannungen überwinden! Seitdem ich mit dieser Methode trainiere, habe ich seit Jahren keine Muskelverletzungen mehr. Sie hat sich bei Tausenden von Sportlern und in Hunderten Trainingseinheiten bewährt. Auch National und Bundesligaspieler, die zuvor immer Probleme hatten und alle paar Wochen eine Zerrung bekamen, waren ab dem Zeitpunkt der Trainingsumstellung nicht mehr verletzt.

Die PI-Methode wirkt so effektiv, dass man geneigt ist zu behaupten, aufgrund dieser Methode können Muskelverletzungen ganz überwunden und vermieden werden.

2. Frage:
Der Muskel verhärtet sich während der sportlichen Aktivität. Muss man sofort mit dem Sporttreiben aufhören?

Antwort:
Wenn man trotz einer Muskelverhärtung Sport treibt, kann es zu Muskelverletzungen

kommen. Je schnellkräftiger die Bewegung ist, desto mehr besteht die Gefahr, dass sich die Muskulatur bei einer bestehenden Verhärtung verletzt.

Deswegen löst man die betreffende Muskulatur mit dem PI-EFFEKT. Ist anschließend die Verhärtung verschwunden, kann man ohne Bedenken weiter Sport treiben. In den vergangenen Jahren hat bei mir kein Sportler mit dem Training aufgehört, weil der Muskel sich verhärtete. Die Verhärtung wird mit dem PI-EFFEKT gelöst. Wenn eine Verletzung ausgeschlossen werden kann und anschließend keine Verspannung mehr spürbar ist, kann man weiter trainieren.

In Wettkämpfen kamen die Spieler bei solchen Symptomen an den Rand, wurden mit der PI-Methode behandelt und setzten danach den Wettkampf fort. Noch nie hat sich anschließend ein Spieler verletzt!

---

3. Frage:

Wie effektiv ist ein Beweglichkeitsprogramm nach der sportlichen Belastung?

Antwort:

Ein Sportler formulierte es einmal wie folgt: «5 Minuten Lösen der Verspannungen bringt mehr als 10 Massagen.»

Sicherlich sollte man das Auslaufen und Massagen nicht gegen ein Beweglichkeitsprogramm aufrechnen. Wer aber nach der sportlichen Aktivität «schwere Muskeln» hat und diese Muskulatur mit dem PI-EFFEKT trainiert, also die Verspannungen löst, fühlt sich anschließend wesentlich lockerer. Das Wohlbefinden verbessert sich augenblicklich, und der Entspannungszustand ist deutlich spürbar.

Das verbreitete Auslaufen nach sportlicher Belastung sollte nicht gestrichen werden, aber unter dem Zeit-Nutzen-Faktor ist ein Beweglichkeitstraining nach dem Sporttreiben die effektivste Regeneration. Durch das Lösen von Verspannungen wird der intramuskuläre Druck reduziert. Infolgedessen drücken die zuvor verspannten Muskelanteile nicht mehr gegen die Blutgefäße, sodass regenerierende Stoffwechselprozesse (aufgrund des Beweglichkeitstrainings) beschleunigt ablaufen.

---

4. Frage:

Ist ein Beweglichkeitsprogramm auch vor oder während Ausdauerbelastungen sinnvoll?

Antwort:

Muskelzerrungen sind bei schnellkräftigen Bewegungen häufiger als bei Ausdauerbelastungen. Drei Gründe sprechen trotzdem für ein Beweglichkeitstraining auch im Ausdauerbereich:

1. Die PI-Methode optimiert die neuromuskuläre Steuerung. Das hat zur Folge, das alle Muskelanteile (Tausende Sarkomere) über die nervöse Leitung (ZNS) besser koordiniert (aktiviert bzw. gehemmt) werden. Die Bewegung läuft harmonischer, reibungsloser ab.

2. Bei Ausdauersportarten wird die Leistung reduziert, wenn die Energie abnimmt (man wird müde) oder wenn der Bewegungsablauf aus irgendeinem sonstigen Grund schwerfälliger wird (die Bewegungskoordination wird gestört). Liegt Letzteres vor, dann bekommt man mit der PI-Methode wieder «weiche» Muskeln, und die Bewegung ist anschließend häufig «runder». Sind die Energiedepots dagegen leer, kann man mit der PI-Methode diese selbstverständlich nicht wieder füllen (vgl. Frage 22).

3. Sind im Muskel noch Muskelanteile verspannt, drückt diese Spannung auf die Blutgefäße. Folglich kommt weniger Blut und damit weniger Sauerstoff und Energie zum Muskel (die Leistung ist eingeschränkt), und die Stoffwechselprodukte werden auch schlechter abtransportiert (die Leistungsmöglichkeit reduziert sich). Versuche mit Läufern brachten erstaunliche Ergebnisse. Wir lösten vor dem Wettkampf alle wichtigen Muskeln mit der PI-Methode. Anschließend konnten die Probanden ihre Bestleistung teilweise gewaltig steigern (im Marathon verbesserte sich die persönliche Bestzeit gleich um 20 Minuten). Wir vermuten hinter diesen Leistungssprüngen eine bessere Versorgung der Muskulatur (siehe oben).

5. Frage:
Wie häufig muss man ein Beweglichkeitstraining durchführen?

Antwort:
Die PI-Methode ist eine Art des motorischen Lernens. Das Nerv-Muskel-Zusammenspiel wird während des Trainings optimiert, denn bei dieser Methode werden mehr «motorische Einheiten» aufeinander abgestimmt. Wichtig ist dabei erstens die Intensität der isometrischen Anspannung, damit eine effektive Koordination (viele Muskelanteile werden überprüft) stattfinden kann, und zweitens, dass kollateral, z. B. durch die Drehung des Beines sowie unterschiedliche Druckpunkte, möglichst alle Muskelanteile (motorische Einheiten) erreicht werden. Ich vermute, dass diese positive Wirkung länger (über mehrere Tage) anhalten kann.

Es ist möglich und erlaubt, bereits vor dem Aufwärmen die PI-Methode zu trainieren. Sie ersetzt jedoch nicht das Aufwärmen. Logisch und sinnvoll ist die Integration des Beweglichkeitstrainings in der Aufwärmphase.

Hatte man in der Vergangenheit häufiger Muskelprobleme, würde ich vor und nach jeder Belastung die PI-Methode anwenden. Zumindest die Muskulatur, die Probleme bereitet, sollte regelmäßig trainiert werden (nach ausgeheilter Zerrung gegebenenfalls auch mehrmals täglich).

Empfehlenswert ist die PI-Methode:
- vor schnellkräftigen Bewegungen
- vor Wettkämpfen
- bei spürbaren Muskelverspannungen

1–3 Wiederholungen sind ausreichend.

---

6. Frage:
Wie lange muss ich in der Übungsposition beim Beweglichkeitstraining verharren?

Antwort:
Nicht die Dauer des Trainings ist entscheidend, sondern der richtige Impuls, damit alle Muskelanteile (motorische Einheiten) erreicht werden können.

Die entsprechende isometrische Anspannung darf kurz und intensiv sein (1–2 Sekunden). Infolgedessen verbessert sich die intra- und intermuskuläre Koordination. Man erkennt die Wirkung daran, dass direkt nach der Anspannung ohne große Mühe die Gelenkbeweglichkeit (rage of motion) sich verbessert hat.

---

7. Frage:
Sind Partnerübungen (passives Beweglichkeitstraining) gefährlicher?

Antwort:
Auf diese Frage darf man nicht mit Ja oder Nein antworten.

Die PI-Methode mit Partnerunterstützung ist sehr effektiv. Der PI-EFFEKT kann mit einem guten Partner optimal abgerufen werden. Wesentlich ist, dass die Person, die mit Partnerunterstützung trainiert, ständig Rückmeldung über den spürbaren Dehnreiz gibt.

Problematisch ist, wenn der Hilfe gebende Partner bereits Vorstellungen hat, wie weit z. B. das Bein vom Übenden im Winkel verändert (gestreckt) werden kann, bevor man mit dem eigentlichen Beweglichkeitstraining anfängt. Denn die Beweglichkeit, die Ausgangsposition für das Training variiert von Person zu Person enorm.

Muskelverletzungen in der Vergangenheit, Ängste oder Rückenprobleme können die Beweglichkeit stark einschränken. Der Partner muss ein gewisses Maß an Verantwortung und Einfühlungsvermögen besitzen, damit das Beweglichkeitstraining nicht ein problematisches Experiment wird.

Kinder (ab 10 Jahre) können mit dem Partner trainieren. Es gibt aber Personen, die nicht mit der notwendigen Ernsthaftigkeit oder Vorsicht trainieren. Dann muss man eventuell eingreifen und zeigen, wie das Beweglichkeitstraining richtig ausgeführt wird, oder es möglicherweise ganz unterbinden.

Zur Beruhigung: In all den Jahren ist mir kein einziger Fall bekannt, wo ein Partnertraining zur Verletzung geführt hat.

8. Frage:
Ab welchem Alter soll man die Beweglichkeit trainieren, und bis zu welchem Alter ist ein Beweglichkeitstraining ratsam?

Antwort:
Spätestens mit dem Eintritt der Pubertät ist ein regelmäßiges Beweglichkeitstraining empfehlenswert.

Lohnend ist das Beweglichkeitstraining bis ins hohe Alter. Die ältesten Personen, mit denen ich trainierte, waren ca. 90 Jahre alt. Der PI-EFFEKT kann lebenslang erzielt werden, weil man die Steuerung von Nerven und Muskulatur so lange verbessern kann (Neuroplastizität). Sicherlich nimmt die Beweglichkeit als Ganzes im Alter wegen dem Flüssigkeitsverlust der Zellen (vor allem der passiven Strukturen) ab.

9. Frage:
Wird die Beweglichkeit vorwiegend vom Bindegewebe bestimmt und von passiven Strukturen (z. B. Bänder, Gelenkform) begrenzt?

Antwort:
Natürlich schränken passive Strukturen die Beweglichkeit ein! Ob jedoch das Bewegungsausmaß der Gelenkbeweglichkeit vor allem durch das Bindegewebe begrenzt wird, ist wissenschaftlich nicht nachgewiesen.

Weil die Beweglichkeit sich über das ZNS nervös verändern lässt (PI-EFFEKT), kommt dem Bindegewebe eine andere Bedeutung zu. Es ist die Hülle, in der der Muskel verläuft, und gemeinsam mit anderen passiven Strukturen (Bänder, Kapsel, Gelenkstruktur) begrenzt es die «natürliche» Beweglichkeit.

Nach heutiger Sicht ist die Muskellänge (die Anzahl der Sarkomere) für das Bewegungsausmaß wichtiger als das Bindegewebe. Der PI-EFFEKT zeigt auf, dass durch das Lösen von Verspannungen die Beweglichkeit deutlich zunimmt. Würde das Bindegewebe diese Beweglichkeit dominant begrenzen, käme es nicht zu den äußerlich sichtbaren Beweglichkeitsverbesserungen innerhalb von nur 1–2 Sekunden. Auch bei größerem Kraftaufwand kommt es in dieser kurzen Zeitspanne also zu keiner Anpassung passiver Strukturen (z. B. Bindegewebe) an den Dehnreiz.

Laborversuche mit einzelnen, gehäuteten Muskelfasern sind nicht geeignet, die komplexen Zusammenhänge des Beweglichkeitstrainings oder die Bedeutung des Bindegewebes nachzuweisen. Auch berücksichtigte man bei Überlegungen zu Dehnspannungen das Titinfilament mit seiner hochelastischen Federfunktion in der Vergangenheit selten oder gar nicht.

10. Frage:

Habe ich nach dem Beweglichkeitstraining noch die nötige Muskelspannung (Muskeltonus), um schnellkräftige Bewegungen ausführen zu können?

Antwort:

Der Muskel befindet sich immer in einem Spannungszustand, entweder im Ruhetonus, oder er verändert sich entsprechend der Körperhaltung. Anspannung und Entspannung sind elementare und bei jeder motorischen Leistung wichtige Fähigkeiten.

Gegen eine bestehende (Ver-)Spannung die maximal bzw. optimal erreichbare Beweglichkeit einzunehmen ist nicht möglich. Da man aber bei vielen sportlichen Aktivitäten die volle Bewegungsamplitude ausnützen möchte, um z. B. den Ball oder Körperteile zu beschleunigen, kann ein Lösen der Verspannung nicht negativ bewertet werden.

Der PI-EFFEKT löst zwar Verspannungen, aber nicht die für die Aktivität wesentliche Grundspannung, um z. B. schnellkräftig agieren zu können. Die Angst, man setze beim Beweglichkeitstraining den Muskeltonus so weit herab, dass eine Höchstleistung nicht mehr möglich sei, ist unbegründet. Denn diese Vorstellung beruht auf der Vermutung, der Muskel würde beim «Dehnvorgang» in die Länge gezogen (die Aktin- und Myosinfilamente entfernen sich).

Wie Anrich darstellt (vgl. Frage 17), kann dies auch gar nicht der Fall sein. Die beim Stretching vermuteten Effekte, wie z. B. die Verminderung des Ruhetonus, konnten nicht nachgewiesen werden (vgl. Wiemann 1991).

11. Frage:

Wann darf man nach einer Muskelverletzung (Zerrung, Muskelfaserriss) ein Beweglichkeitstraining ohne Gefahr für den Muskel ausführen? Ist ein intensives Beweglichkeitstraining nach überstandener Muskelverletzung gefährlich?

Antwort:

Immer wenn die Muskelverletzung ganz verheilt ist, darf man ein Beweglichkeitstraining mit dem PI-EFFEKT durchführen. Je schwerwiegender die Muskelverletzung ist, desto länger muss die Pause sein.

Um die Verletzung herum verspannt sich die Muskulatur reflektorisch und schützt sich dadurch vor schwereren Verletzungen. Nur der Experte kann diese Verspannung schonend lösen und dadurch den Heilprozess beschleunigen.

Dort, wo die Muskelstruktur zerstört war, bildet sich eine Narbe. Wenn man anschließend sich bewegt, registriert der Körper diese Narbe. Sie wirkt wie Sand im Getriebe. Sinnesorgane erkennen, dass der Muskel nicht rund läuft, und der Muskel reagiert immer gleich, er sichert diesen Bereich durch eine Art Schutzhemmung.

Der PI-EFFEKT löst diese Blockade, und man kann danach ohne höhere Verletzungsgefahr trainieren. Löst man diese Verspannung nicht, kann es zu einem Teufelskreis kommen. Wegen der bestehenden Verspannung herrscht eine höhere Verletzungsgefahr, und bei entsprechender Belastung verletzt sich der Muskel erneut.

Fazit: Besonders nach Muskelverletzungen funktioniert die intramuskuläre Koordination noch nicht optimal. In dieser Phase löst die Narbe Muskelverspannungen aus. Besonders beim Wiedereinstieg in das Training muss deswegen ein intensives Beweglichkeitstraining erfolgen.

Wenn der Muskel «dicht macht», muss diese Verspannung gelöst werden, bevor das Training fortgesetzt wird. Nach Muskelverletzungen ist es manchmal notwendig, das Beweglichkeitstraining innerhalb einer Trainingseinheit häufiger zu wiederholen. Durch das Lösen der Muskelverspannung erhöht sich nicht die Verletzungsgefahr, wird die Verspannung aber nicht gelöst, besteht dagegen eine höhere Verletzungsgefahr.

12. Frage:

Helfen beim Muskelkater Beweglichkeitsübungen?

Antwort:

Die Ursachen von Muskelkater sind unterschiedlich (vgl. Anrich 2002). Die subjektiv empfundene Spannung darf sicherlich nicht als Muskeltonus definiert werden. Denn die Gleichsetzung von Muskelkater und Muskeltonus missachtet, dass andere Faktoren wie Stoffwechselprozesse (Umbau der Sarkomerstrukturen) oder Schwellungen (Ödeme) dieses Spannungsempfinden auslösen können.

Die Hinweise zum traditionellen Stretching vor dem Krafttraining gehen auseinander. Während die einen Dehnübungen vorher empfehlen, warnen andere davor, weil Stretching vor dem Krafttraining sogar die Entstehung von Muskelkater begünstige.

Vor intensivem Krafttraining ist eine Optimierung des Nerv-Muskel-Zusammenspiels immer sinnvoll, denn es verhindert nicht nur Muskelverletzungen, sonder verbessert die Leistungsfähigkeit. Aus diesem Grund ist ein Beweglichkeitstraining mit dem PI-EFFEKT vor dem Kraft- oder Sprinttraining anzuraten. Es ist mir auch kein einziger Fall bekannt, wo nach dem Beweglichkeitstraining die maximale Kraftleistung nachgelassen hätte oder Muskelverletzungen aufgetreten sind.

Viele physiologische Zusammenhänge beim Muskelkater sind noch nicht vollkommen geklärt. Trotz allem hat sich das Beweglichkeitstraining auch beim Muskelkater in der Praxis bewährt. Die unangenehme Muskelspannung, die Muskelschmerzen reduzieren sich. Sportler behaupten, das Beweglichkeitstraining bringe ihnen mehr als das traditionelle Auslaufen oder Massagen.

Trainiert man beim Muskelkater die Beweglichkeit mit dem PI-EFFEKT, erhöht sich hinterher subjektiv das Wohlbefinden. Vor allem als Regenerationsmaßnahme bewährt sich das Beweglichkeitstraining trotz Muskelkater! In der Regel können Sportler danach sogar ihr Fitnesstraining fortsetzen.

13. Frage:

Wie kommt es zu Muskelverletzungen?

Antwort:

Folgende Ursachen sind am häufigsten:

- Starke Belastung der Muskulatur ohne ausreichendes Aufwärmen.
  Lösung: Vorher warm machen (auch im Sommer).

- Belastung trotz «harter» (verspannter) Muskulatur.

  Lösung: Beweglichkeitstraining mit dem PI-EFFEKT, um Verspannungen zu lösen und das Nerv-Muskel-Zusammenspiel zu optimieren (intra- und intermuskuläre Koordination).

- Zu frühe Belastung nach vorheriger Muskelverletzung.

  Lösung: Ausreichende Pause (3 Tage bis 2 Wochen, je nach Schwere der Verletzung). Beim Beweglichkeitstraining darf die Muskulatur während der Anspannung (isometrischen Kontraktion) keinen Schmerzreiz erkennen lassen!

- Wählen Sie Schuhe, die eine gute Dämpfung haben und dem Fuß Stabilität geben.

14. Frage:

Darf man bei arthrotischen Erkrankungen oder Gelenkschmerzen ein Beweglichkeitstraining durchführen?

Antwort:

Jedes Gelenk besitzt aufgrund seiner anatomischen Struktur (z. B. Kugel- oder Scharniergelenk) eine natürliche Gelenkbeweglichkeit. Damit die Gelenkstrukturen gekräftigt und versorgt werden, sollte das Gelenk auch innerhalb dieses Bewegungsradius und möglichst auch mit der gesamten Bewegungsamplitude bewegt werden. Ist dies nicht der Fall, wird der Gelenkknorpel punktuell mehr belastet als nötig. Die Folge kann Ausweitung oder Bildung von Arthrose begünstigen.

Der Gelenkknorpel benötigt den Wechsel von Belastung und Entlastung, damit er optimal «ernährt» wird. Auch unter diesem Gesichtspunkt ist eine Einschränkung der Gelenkbeweglichkeit problematisch.

15. Frage:

Stretching wurde innerhalb der Funktionsgymnastik behandelt. Lösen die neuen Erkenntnisse des Beweglichkeitstrainings mit dem PI-EFFEKT alle anderen Trainingsgesetze ab?

Antwort:

Nein! Beim Beweglichkeitstraining wird wie beim Stretching die Übungsposition langsam und schonend eingenommen. Nach wie vor ist es wichtig, dass der Muskelursprung und der Muskelansatz optimal voneinander entfernt sind. Nur dadurch kann der PI-EFFEKT optimale Trainingsergebnisse erzielen.

Zudem muss man wissen, über welche Gelenke der Muskel bzw. Muskelanteil läuft. Weder bei der Oberschenkelvorder- noch bei der Oberschenkelrückseite verlaufen alle

Muskelanteile zweigelenkig. Um für einen Muskelanteil die richtige «Dehnposition» zu bestimmen, zeigte uns die Funktionsgymnastik die fehlerfreie Übungsposition auf. Diese Erkenntnisse über den Muskelverlauf sind unverändert wichtig!

16. Frage:
Ist ein Beweglichkeitstraining auch für ängstliche Personen sinnvoll?

Antwort:
In der Tat hemmt nichts so sehr wie Schmerz oder Angst (vgl. Frage 19).

Bitte beachten Sie, dass das Beweglichkeitstraining mit dem PI-EFFEKT beim ersten Mal durchaus Respekt oder sogar Angst verursacht. Damit der beste Trainingseffekt erzielt werden kann, sollte der Übende die Dehnposition jeweils bis zum deutlich spürbaren Dehnreiz einnehmen. In dieser «maximalen» Dehnposition auch noch eine isometrische Anspannung auszuführen, damit der PI-EFFEKT abgerufen wird, ist für viele nicht nur ungewohnt, sondern sie befürchten, dass sich dabei der Muskel verletzen kann. Nehmen Sie diese Bedenken ernst und steigern Sie am Anfang nur langsam die Widerstände, bis Sie die nötige Erfahrung haben, dass zum einen nichts Schlimmes passiert und zum anderen anschließend (nach der isometrischen Anspannung) der Muskel beweglicher ist.

Mit der Zeit wird diese Vorgehensweise alltäglich, und die Ängste der Vergangenheit verschwinden.

17. Frage:
Warum wird Stretching überhaupt kritisiert? Ist Stretching gefährlich?

Antwort:
Stretching muss genau genommen gar nicht kritisiert werden, denn es kann gar kein Stretching geben. Wie will man etwas kritisieren, was es gar nicht gibt?

Man vermutete, dass beim Stretching der Muskel nach einer Verkürzung wieder in die Länge gezogen wird. Deswegen behauptete man auch, intensives Stretching könne gefährlich sein, weil der Muskel überdehnt werden könne und anschließend verletzungsanfälliger sei.

Man übersah, dass der Muskel in einer Hülle aus Bindegewebe liegt. Nicht nur der Muskel als Ganzes, sondern auch die einzelnen Fasern und jede Fibrillen sind von einer Membran umgeben.

Wenn nun ein Zug auf den Muskel einwirkt, werden nicht, wie beim Stretching vermutet, Aktin und Myosin auseinander gezogen, sondern der Zug wirkt zuerst auf die Sehne, und dann wird die restliche Kraft vom Bindegewebe absorbiert. Übungsleiter haben mit Stretchingübungen dementsprechend keine Muskelverletzungen (wegen Überdehnung der Muskelfaser) verursacht!

Die langen Übungszeiten beim Stretching, teilweise wurde die Dehnposition über 20 Sekunden gehalten, wirken sich auf passive Strukturen (z. B. Bänder und Kapsel) aus. Da passive Strukturen eine gelenkstabilisierende Funktion haben, kann es daraufhin zu einer Überbeweglichkeit mit Gefahren für die Gelenke kommen.

18. Frage:

Welche Aussagen über das Stretching waren vermutete Annahmen und sind inzwischen nicht mehr gültig?

Antwort:

Stretching wurde langsam ausgeführt, weil man behauptete, dass dynamisches (schwungvolles) Dehnen einen Muskelreflex auslöst, der ein effektives Dehnen verhindert.

Wie Freiwald 1999 nachweist, wird beim dynamischen Dehnen mit den üblichen Bewegungsgeschwindigkeiten kein Muskelreflex ausgelöst. Damit war auch die Grundlage der CHRS- oder PNF-Methoden nicht mehr gültig, die ebendiesen Dehnreflex ausschalten wollten.

Zudem ging man beim Stretching immer von einem Muskelmodell aus, das ein Auseinanderziehen des Muskels beim Dehnen nahe legt.

Wie von Anrich dargestellt (in: «Fußball, Leistung steigern – Verletzungen vermeiden», Rowohlt 2002), ist weder der überlieferte Muskelaufbau richtig (das Titin wurde nicht berücksichtigt), noch ist ein Auseinanderziehen des Muskels so einfach möglich, weil passive Strukturen (Bindegewebe) dies verhindern (vgl. Frage 17).

19. Frage:

Darf beim Beweglichkeitstraining ein Schmerz spürbar sein?

Antwort:

Die Dehnintensität bei Schmerzen gehört zu den kontrovers geführten Diskussionen. Obwohl nichts so sehr hemmt wie Schmerz oder Angst (vgl. Frage 16), ist ein Beweglichkeitstraining bis hin zur tolerierten Schmerzgrenze vertretbar, häufig sogar notwendig.

Bei Gelenkschmerzen traut man sich nicht mehr, dieses Gelenk zu bewegen und zu belasten. Das Gelenk «rostet» ein, was u. a. die Arthrosebildung begünstigt (vgl. Frage 14). Dieser Teufelskreis muss durchbrochen werden. Denn durch eine verbesserte Gelenkbeweglichkeit und das Training der gelenkstabilisierenden Muskulatur wird das Gelenk bestmöglich entlastet und der Gelenkknorpel ernährt.

Auch für Muskelverspannungen, eventuell mit bereits bestehenden starken Bewegungseinschränkungen, gilt: Je mehr die natürliche Gelenkbeweglichkeit ausgenutzt wird, desto wahrscheinlicher verbessert sich der körperliche Zustand. Kurzfristiges Missbefinden beim Beweglichkeitstraining führt zu lang anhaltendem Wohlbefinden!

Inzwischen behandelte ich mehrere Personen, die wegen Dauerschmerzen mich aufgesucht hatten. Einige konnten seit Monaten nachts vor Schmerzen nicht mehr durchschlafen und nahmen regelmäßig Schmerzmittel. Nachdem systematisch alle Muskelverspannungen gelöst wurden (z.B. im Rücken- oder Schulterbereich), waren die Schmerzen verschwunden. Dieses Ergebnis beruhte nicht auf einer Vergrößerung der Schmerztoleranz.

Allgemein gilt, jede neurophysiologische Optimierung des Nerv-Muskel-Zusammenspiels führt zu einer Verbesserung der Beweglichkeit. Muskelverspannungen können zu massiven Schmerzen führen; werden diese Verspannungen beseitigt, beseitigt man auch die Ursache der Schmerzen.

20. Frage:

Reduziert das Beweglichkeitstraining die Muskelspannung und damit die sportliche Leistungsfähigkeit?

Antwort:

Lange Zeit befürchtete man, dass, wenn der Muskel beim Stretching in die Länge gezogen würde, sich die notwendige Muskelspannung reduzieren würde. Deswegen wäre der Sportler anschließend nicht mehr explosiv, und die optimale Kraftentwicklung würde sich nicht entwickeln können.

Neuere Erkenntnisse über den Muskelaufbau (mit dem Titinfilament), aber auch der Nachweis, dass die Muskulatur in der Ruhespannung auch gar nicht herabgesetzt wird, widersprechen den Befürchtungen.

Werden intramuskulär Verspannungen gelöst, nimmt der Sportler zwar subjektiv diesen Spannungsverlust wahr. Damit ist aber nicht automatisch ein Verlust der Leistungsfähigkeit verbunden. Im Gegenteil: Werden bestehende Verspannungen gelöst, kann das individuelle Leistungsvermögen erst optimal abgerufen werden.

Durch das Beweglichkeitstraining wird ein Sportler nicht leistungsstärker; dazu bedarf es eines Kraft-, Schnelligkeits-, Ausdauer- oder Techniktrainings. Aber mit Hilfe des Beweglichkeitstrainings kann das Leistungspotenzial besser abgerufen werden. Dabei wird Energie verbraucht.

Die Leistungsfähigkeit kann deswegen nur im Zusammenhang der intra- und intermuskulären Koordination bestimmt werden. Je besser diese ist, desto besser ist auch die Leistungsfähigkeit.

Die Ruhespannung scheint weniger ein Kriterium für die Leistungsfähigkeit zu sein. Vermutlich bestimmt sie sich durch den Zuwachs bzw. die Aktivierung der Titinfilamente, was sich nicht leistungsvermindernd auswirkt.

21. Frage:

Stimmt es, dass das Lockern und Schütteln der Muskulatur auch die Beweglichkeit erhöhen kann?

Antwort:

In der Tat verbessert sich manchmal durch Schütteln der Muskulatur ebenfalls der Dehnungswiderstand. Ob dabei Verklebungen des Bindegewebes gelöst werden oder Propriozeptoren Steuerungsvorgänge auslösen, ist nicht vollkommen geklärt.

Da bei Untersuchungen aber weniger die Dauer als die Intensität des Schüttelns (Oszillation) die Beweglichkeit verbesserte, ist es wahrscheinlich, dass diese Reizung im Sinne einer mechanozeptiven Steuerung (die Sinnesorgane liegen in den Gelenkkapseln, Bändern und der Haut) auch Reflexantworten (arthrogene Reflexmechanismen) oder Koordinationsprozesse in der Muskulatur auslösen.

22. Frage:

Gibt es Muskelprobleme, bei denen ein Beweglichkeitstraining wenig bringt?

Antwort:

Ja, und zwar immer dann, wenn die Ursache der Muskelprobleme im Zusammenbruch der energetischen Aktivitäten zu finden ist.

Jede Bewegungsausführung korreliert mit dem interkoordinativen Zusammenspiel vom Kraft aufbringenden Muskel (Agonist) und seinen Gegenspieler (Antagonist). Wenn der Agonist Kraft aufbringt, soll der Antagonist möglichst entspannt sein.

Bei länger andauernden Belastungen nehmen die Energiereserven ab. Es sammeln sich Stoffwechselprodukte im Muskel an. Zudem reduziert sich die Enzymaktivität aufgrund der pH-Wert-Absenkung im Blut (vgl. Laktat), häufig in Verbindung mit Störungen im Elektrolytstoffwechsel.

All diese Faktoren bewirken, dass Erholungsvorgänge nachlassen und Erregungsprozesse gestört werden, was auch eine Störung oder sogar Einstellung der Muskeltätigkeit zur Folge haben kann.

Das Beweglichkeitstraining verbessert keine Energiewerte! Deshalb lässt sich der energiebedingte muskuläre Zusammenbruch mit dem Beweglichkeitstraining nicht verhindern. Jedoch führt das Lösen von muskulären Verspannungen, obwohl kurzfristig sogar die Blutversorgung des Muskels reduziert wird, zu einer besseren Durchblutung der Muskulatur. Der Muskel wird besser mit Blut, Sauerstoff und Energie versorgt. Deswegen stellt sich die Muskelerschöpfung erst später ein (vgl. Frage 4).

Positiv ist ein Beweglichkeitstraining immer dann, wenn der Energiefluss anschließend besser ist. Die Verbesserung des Energieflusses verbessert aber nicht die Energiereserven (das ist nur durch intensives [Ausdauer-]Training möglich).

23. Frage:

Ersetzt das Beweglichkeitstraining das Aufwärmen oder umgekehrt?

Antwort:

Jeder Trainingsinhalt hat seine eigenen Ziele.

Beweglichkeitstraining ist kein Ersatz für das Aufwärmen, obwohl durch das Aufwärmen in der Tat die Gelenkigkeit verbessert wird. Außerdem verfolgt das Aufwärmen Ziele, die man beim Beweglichkeitstraining nicht anstrebt:

Durch das Aufwärmen bringt man den Körper auf die richtige Arbeitstemperatur. Auch der Kopf wird mental wie koordinativ auf Bewegung eingestellt. Die Gelenke werden mobilisiert und auf die Belastung vorbereitet. Dabei lockert man die Muskulatur und bringt das Herz-Kreislauf-System in Schwung. Unter anderem ist dieser Vorgang für die Energiebereitstellung unverzichtbar.

In der Mechanik sind die Prozesse vergleichbar. So wie alle beweglichen Teile im Motor möglichst reibungslos laufen sollten, verhält es sich auch mit den menschlichen Gelenken. Damit der Motor aber mehr Leistung (Kilowatt) aufbringen kann, muss die ganze Technik bzw. Elektronik optimiert werden, da reichen ein sanftes Einfahren und eine gute Schmierung nicht aus. Ebenso braucht der Motor in angemessener Güte Energie, damit er die nötige Leistung entfalten kann.

Der PI-EFFEKT optimiert das Nerv-Muskel-Zusammenspiel auf eine Art, wie sie durch ein Aufwärmen ohne Beweglichkeitstraining nicht erzielt werden kann.

Je kühler die Außentemperatur ist, desto schlechter ist die «natürliche» Beweglichkeit, umso wichtiger ist das Aufwärmen. Das Beweglichkeitstraining optimiert bei jeder Temperatur das Nerv-Muskel-Zusammenspiel, ohne ein Aufwärmen ersetzen zu können. Ein «Kaltstart» ist für keine sportliche Aktivität sinnvoll.

24. Frage:
Sind Beweglichkeitsübungen auch bei einer Spastik Erfolg versprechend?

Antwort:
Bei einer Spastik, z. B. nach einem Hirnschlag, ist die motorische Leitung gestört. Zumeist ist die Spastik mit Lähmungserscheinungen verbunden, die Muskulatur ist äußerlich sichtbar verkrampft.

Damit eine normale Gelenkbeweglichkeit wiederhergestellt werden kann, bedarf es folglich auch zweier Bedingungen.

1. Alle passiven Strukturen wie auch das kollagene Bindegewebe müssen eine endgradige Gelenkstellung zulassen. Je länger eine Person eine Fehlstellung einnimmt, desto größer ist die Gefahr, dass das Gelenk versteift, weil passive Strukturen degenerieren. Die Mobilisation des Gelenks bis zum vollen Bewegungsausmaß sollte unbedingt erfolgen.

2. Wesentlich schwieriger ist die nervöse Ansteuerung der spastischen Muskulatur. Wenn die Leitung ganz zerstört oder vollkommen verstopft ist, erreichen eben keine Impulse mehr die Muskulatur. Folglich ist auch kein PI-EFFEKT am Muskel selbst abrufbar. Sobald der Muskel irgendwie auf Signale reagiert oder selbst schwache Impulse setzten kann, verbessert sich die Situation.

Gute Erfahrungen machte ich, indem ich die Gegenseite trainierte. Denn die intermuskuläre Koordination wirkt immer in Systemen und Muskelketten. Das bedeutet, wenn man z. B. am rechten Bein übt, erfolgt auch eine koordinative Steuerung am linken Bein (vgl. S. 26). Je mehr man verschiedene Muskelschlingen aktiviert, desto wahrscheinlicher kann wieder ein Impuls auch beim «kranken» Bein erfolgen, eine Sicherheit dafür gibt es jedoch nicht.

Mein zuvor halbseitig gelähmter Patient konnte durch solche Aktivierungsmaßnahmen stückweise Bein- und Armfunktionen «wiederbeleben» und zunehmend «normal» bewegen.

Beweglichkeitstraining in der Praxis

Die Gewichtung, wie häufig ein Muskel in ein Beweglichkeitstraining integriert werden sollte, ist abhängig von der Muskelfunktion. Zu «Verspannungen» neigt besonders die Haltemuskulatur. Sie sollte dementsprechend regelmäßig trainiert werden.

Je einseitiger und umfangreicher eine Sportart betrieben wird, desto intensiver müssen die jeweiligen Muskeln in ein Beweglichkeitstraining einbezogen werden, damit sich keine muskulären Dysbalancen aufbauen. Proportional zum Trainingsumfang sollte deshalb der Umfang des Beweglichkeitstrainings angeglichen werden.

Je einseitiger und umfangreicher eine Sportart betrieben wird, ohne dass gleichzeitig die inter- und intramuskuläre Koordination verbessert wird, desto wahrscheinlicher treten Muskelprobleme auf. Proportional zum Trainingsumfang sollte deshalb der Umfang der koordinierenden Beweglichkeitsübungen gesteigert werden.

Wenn Sie ein intensives Beweglichkeitsprogramm durchführen wollen, ist es sinnvoll, sich vorher aufzuwärmen. Um Muskelverspannungen z. B. am Arbeitsplatz zu lösen, helfen Beweglichkeitsübungen ebenso.

Bei der Rumpfmuskulatur empfiehlt es sich, vor dem Beweglichkeitstraining die betreffenden Bereiche zu mobilisieren und zu lockern und erst anschließend mit intensiveren Übungen fortzufahren. Dementsprechend finden Sie in diesem Buch, insbesondere für den oberen und unteren Rückenbereich, ein Übungsgut zum Mobilisieren und zum Lösen von Verspannungen.

Folgende Punkte erleichtern den Einstieg ins richtige Beweglichkeitstraining. Achten Sie darauf, dass vorm bzw. beim Üben

- die Muskulatur aufgewärmt wurde. Mobilisieren Sie (besonders den Rumpf) den betreffenden Körperbereich, bevor Sie intensiv in das Beweglichkeitstraining einsteigen;
- der Körper, besonders die Gelenke, die ausweichen können, fixiert sind;
- die Muskulatur während des Beweglichkeitstrainings möglichst wenig Haltearbeit verrichten muss;
- Sie Ihre Aufmerksamkeit auf die Muskulatur lenken, die Sie gerade trainieren. Versuchen Sie, die Spannung und Entspannung und vor allem den Spannungsunterschied wahrzunehmen;
- kein Ärger und keine Angst den Muskeltonus erhöhen (eventuell sind Methoden der Muskelentspannung vor dem Beweglichkeitstraining notwendig);
- nie die Luft anhalten (keine Pressatmung)! Atmen Sie ruhig und gleichmäßig weiter;
- ruckartige, schnelle Bewegungen vermeiden;
- eine akut verletzte (schmerzende) Muskulatur sollte ohne ärztliche Betreuung nicht ins Beweglichkeitstraining einbezogen werden.

Zur «Verkürzung» neigende Muskeln

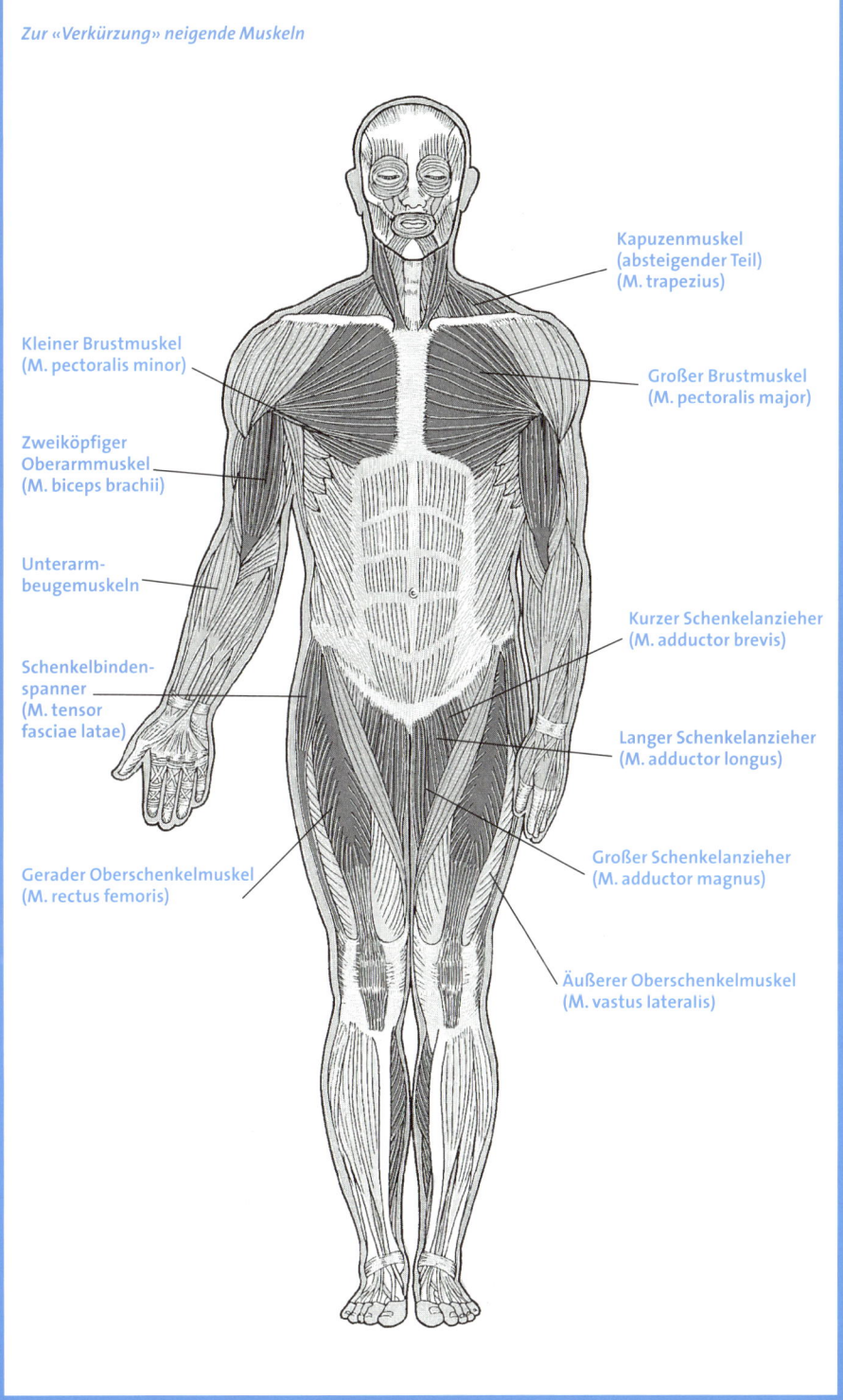

Kapuzenmuskel
(absteigender Teil)
(M. trapezius)

Kleiner Brustmuskel
(M. pectoralis minor)

Großer Brustmuskel
(M. pectoralis major)

Zweiköpfiger
Oberarmmuskel
(M. biceps brachii)

Unterarm-
beugemuskeln

Kurzer Schenkelanzieher
(M. adductor brevis)

Schenkelbinden-
spanner
(M. tensor
fasciae latae)

Langer Schenkelanzieher
(M. adductor longus)

Großer Schenkelanzieher
(M. adductor magnus)

Gerader Oberschenkelmuskel
(M. rectus femoris)

Äußerer Oberschenkelmuskel
(M. vastus lateralis)

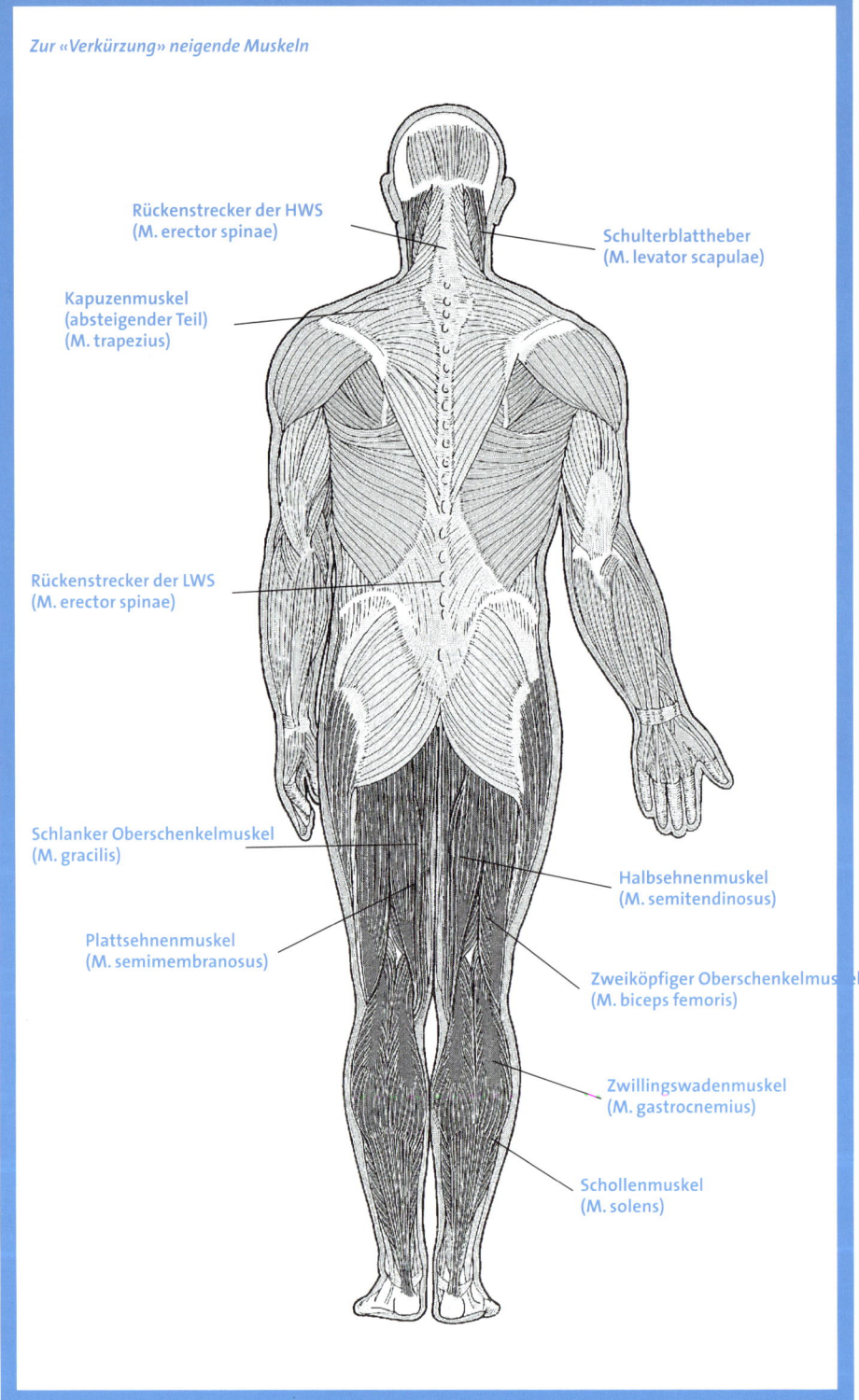

Zur «Verkürzung» neigende Muskeln

Rückenstrecker der HWS
(M. erector spinae)

Schulterblattheber
(M. levator scapulae)

Kapuzenmuskel
(absteigender Teil)
(M. trapezius)

Rückenstrecker der LWS
(M. erector spinae)

Schlanker Oberschenkelmuskel
(M. gracilis)

Halbsehnenmuskel
(M. semitendinosus)

Plattsehnenmuskel
(M. semimembranosus)

Zweiköpfiger Oberschenkelmuskel
(M. biceps femoris)

Zwillingswadenmuskel
(M. gastrocnemius)

Schollenmuskel
(M. solens)

Zur Abschwächung neigende Muskeln

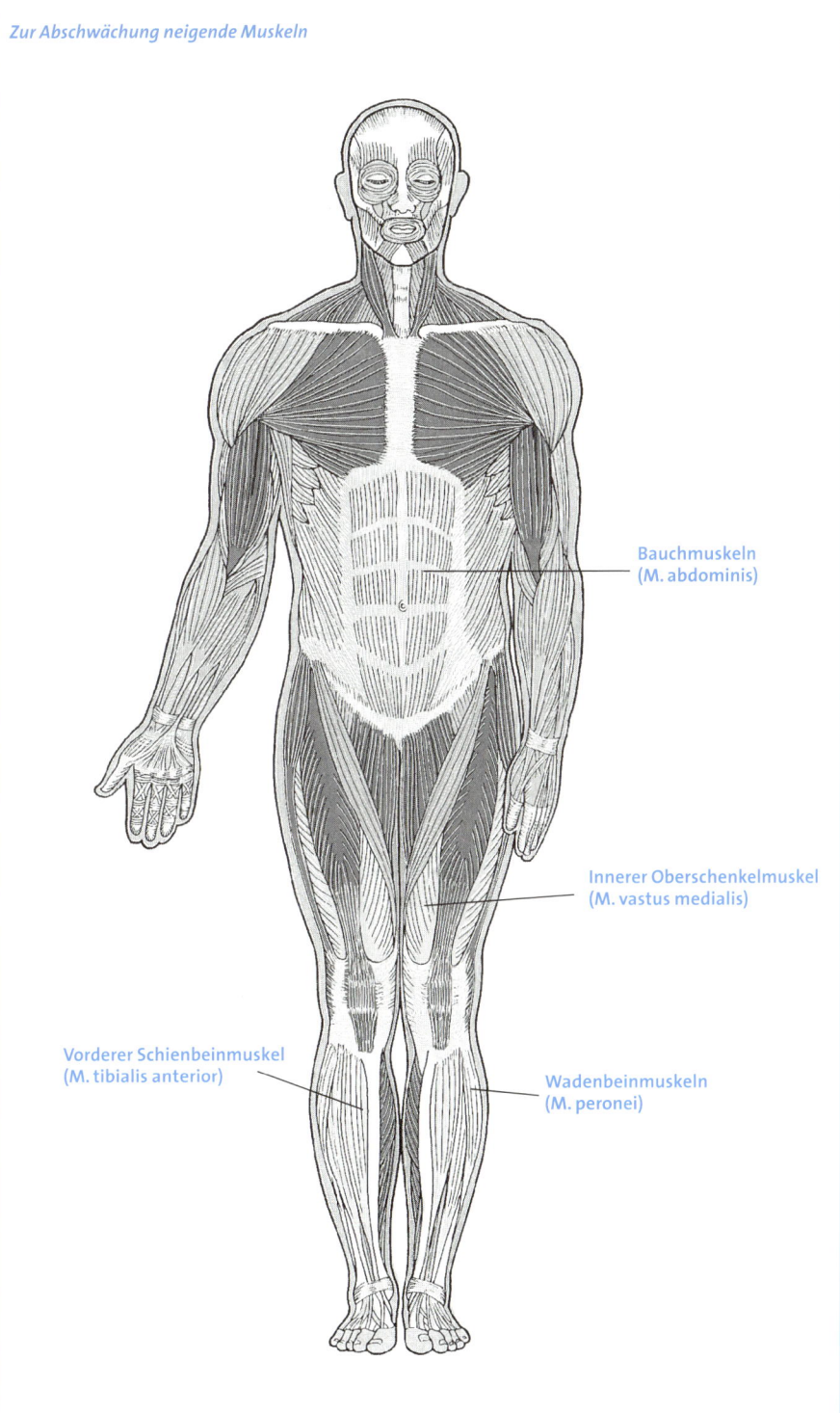

Bauchmuskeln
(M. abdominis)

Innerer Oberschenkelmuskel
(M. vastus medialis)

Vorderer Schienbeinmuskel
(M. tibialis anterior)

Wadenbeinmuskeln
(M. peronei)

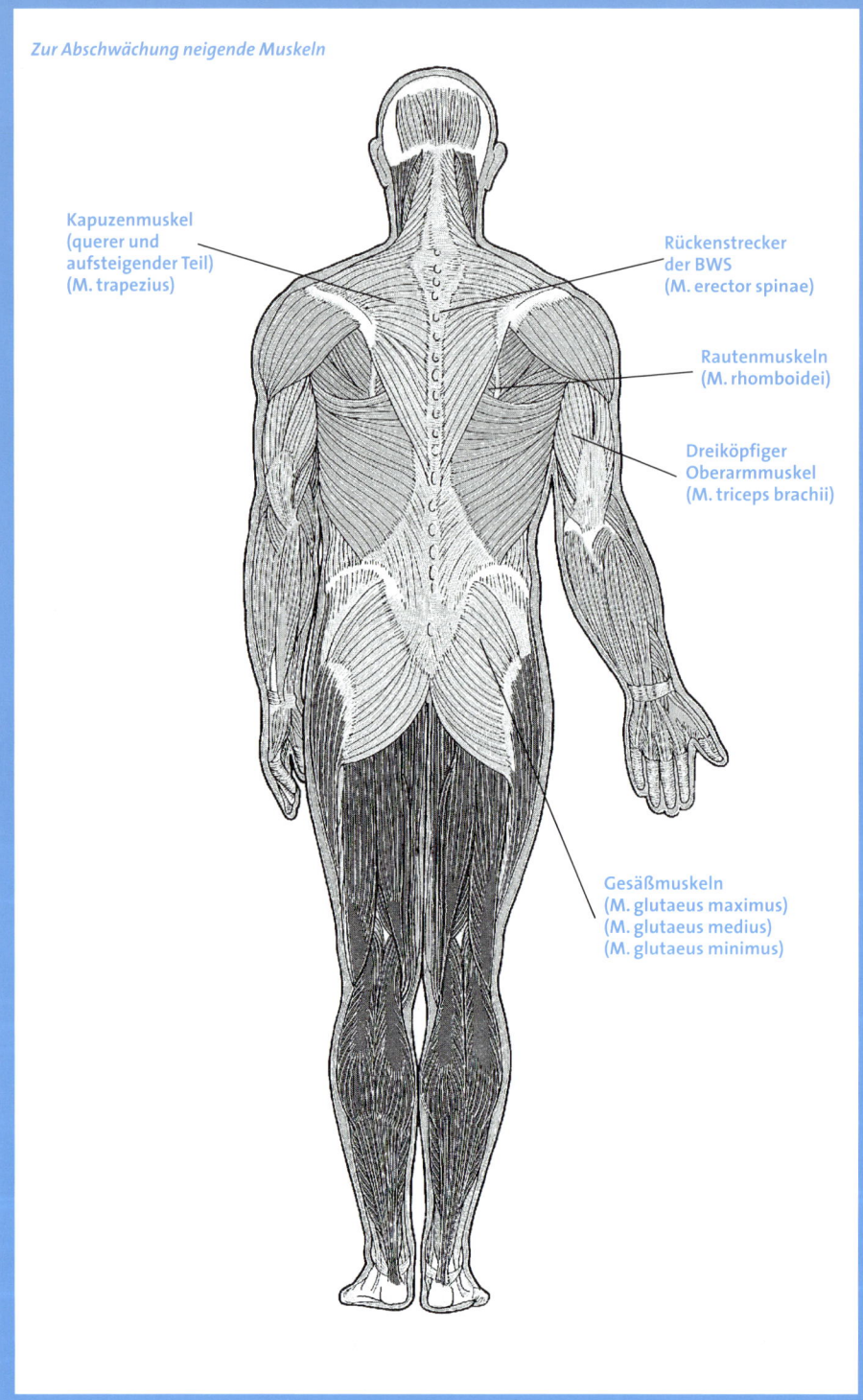

Zur Abschwächung neigende Muskeln

Kapuzenmuskel
(querer und
aufsteigender Teil)
(M. trapezius)

Rückenstrecker
der BWS
(M. erector spinae)

Rautenmuskeln
(M. rhomboidei)

Dreiköpfiger
Oberarmmuskel
(M. triceps brachii)

Gesäßmuskeln
(M. glutaeus maximus)
(M. glutaeus medius)
(M. glutaeus minimus)

DIE ÜBUNGEN

Nacken-, Schulter- und Armmuskulatur (S. 50)
Rumpfmuskulatur (S. 85)
Beinmuskulatur (S. 112)

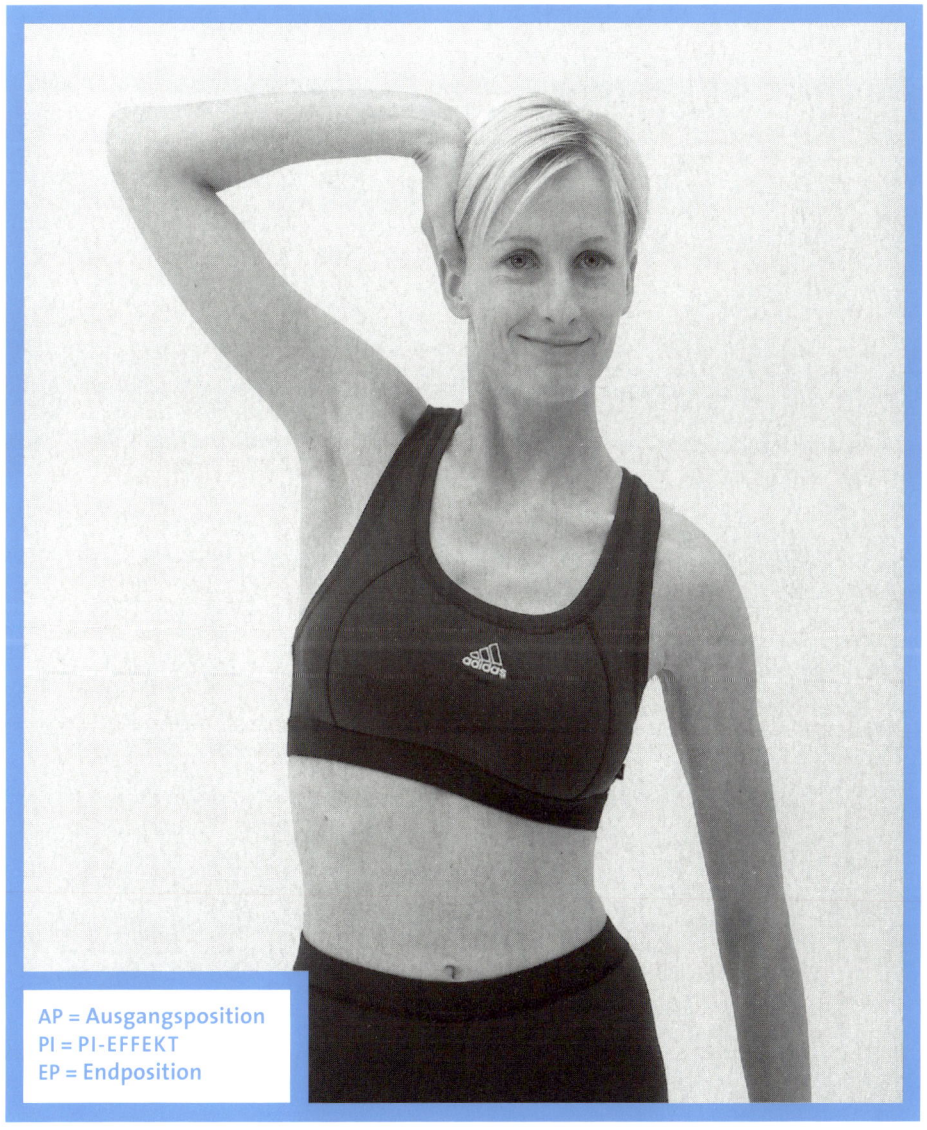

AP = Ausgangsposition
PI = PI-EFFEKT
EP = Endposition

Verschränken Sie in Seitgrätschstellung die Finger und strecken Sie die Arme über dem Kopf. Die Ellbogen sind ganz durchgedrückt!
Führen Sie die Arme sanft nach hinten.

PI Ziehen Sie die Hände (das Seil oder Handtuch) auseinander und drücken Sie die Schultern sanft gegeneinander, ohne dass eine Bewegung sichtbar ist (isometrische Anspannung).

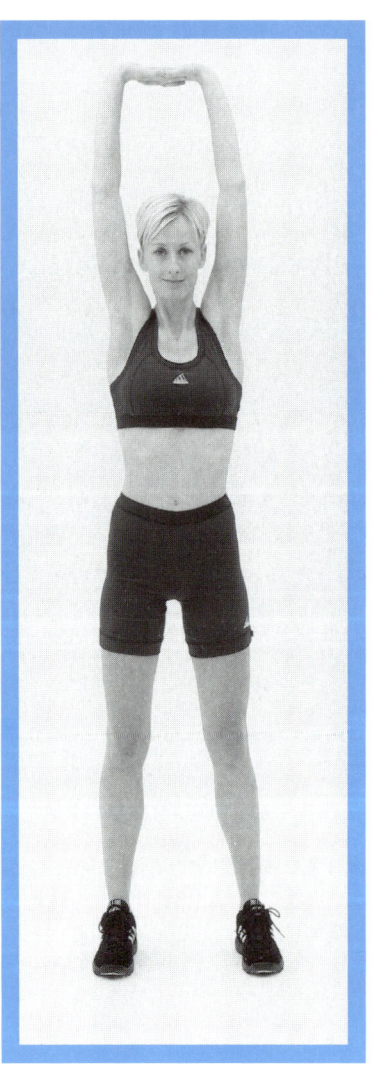
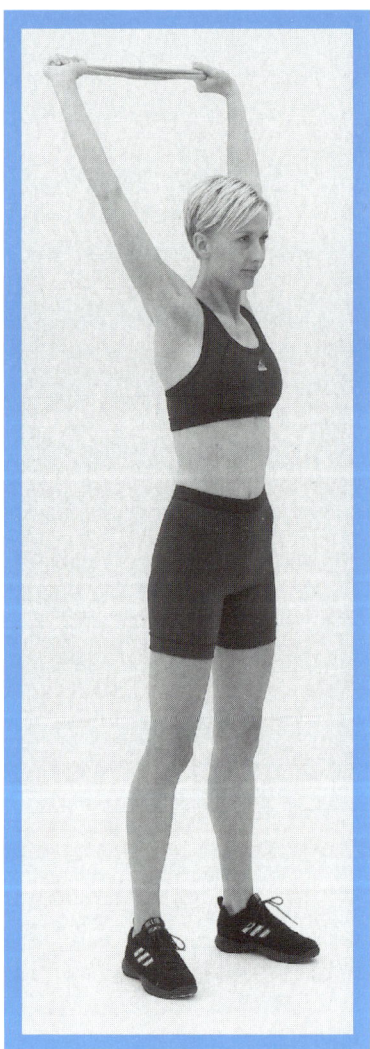

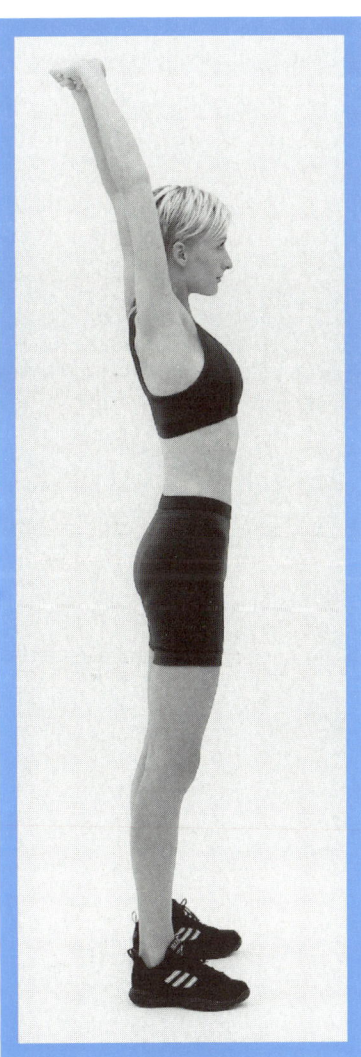

Lösen Sie die Anspannung und führen Sie die gestreckten Arme weiter nach hinten.

! Lassen Sie die Arme nach einem Übungsdurchgang vollkommen entspannt fallen. Lockern Sie Arme und Schultern.

Wirkung

Beweglichkeit der oberen Rumpfmuskulatur
Beweglichkeit der seitlichen Rumpfmuskulatur
Beweglichkeit des Schulter-Arm-Bereichs

Varianten

▶ Schieben Sie die gestreckten Arme in der Endposition sanft seitlich nach links und rechts. Der Oberkörper bleibt dabei aufrecht.
▶ Sie können diese Übung auch im Sitzen durchführen.

In Seitgrätschstellung strecken Sie die Arme über dem Kopf und führen beide Arme seitlich.

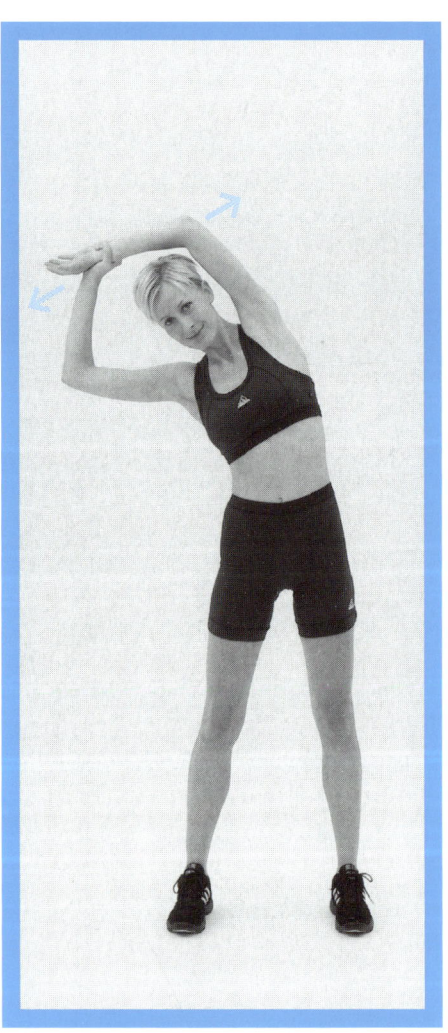

PI Die untere Hand greift den oberen Arm am Handgelenk und zieht dieses in dieselbe Richtung seitlich. Der obere Arm gibt nicht zur Seite nach (isometrische Anspannung).

! Bleiben Sie im Becken-Hüft-Bereich fixiert. Weichen Sie mit der Hüfte nicht nach vorne oder hinten aus. Sie können diese Übung im Stehen oder im Sitzen durchführen.

Lösen Sie die Anspannung und setzen Sie die Übung wie oben beschrieben weiter fort. Die Hüfte schieben Sie in die Gegenrichtung.

Üben Sie die andere Seite entsprechend gegengleich.

Wirkung

Beweglichkeit der seitlichen Rumpfmuskulatur

Beweglichkeit des Schulter-Arm-Bereichs

PI Ziehen Sie das Seil auseinander (isometrische Anspannung)

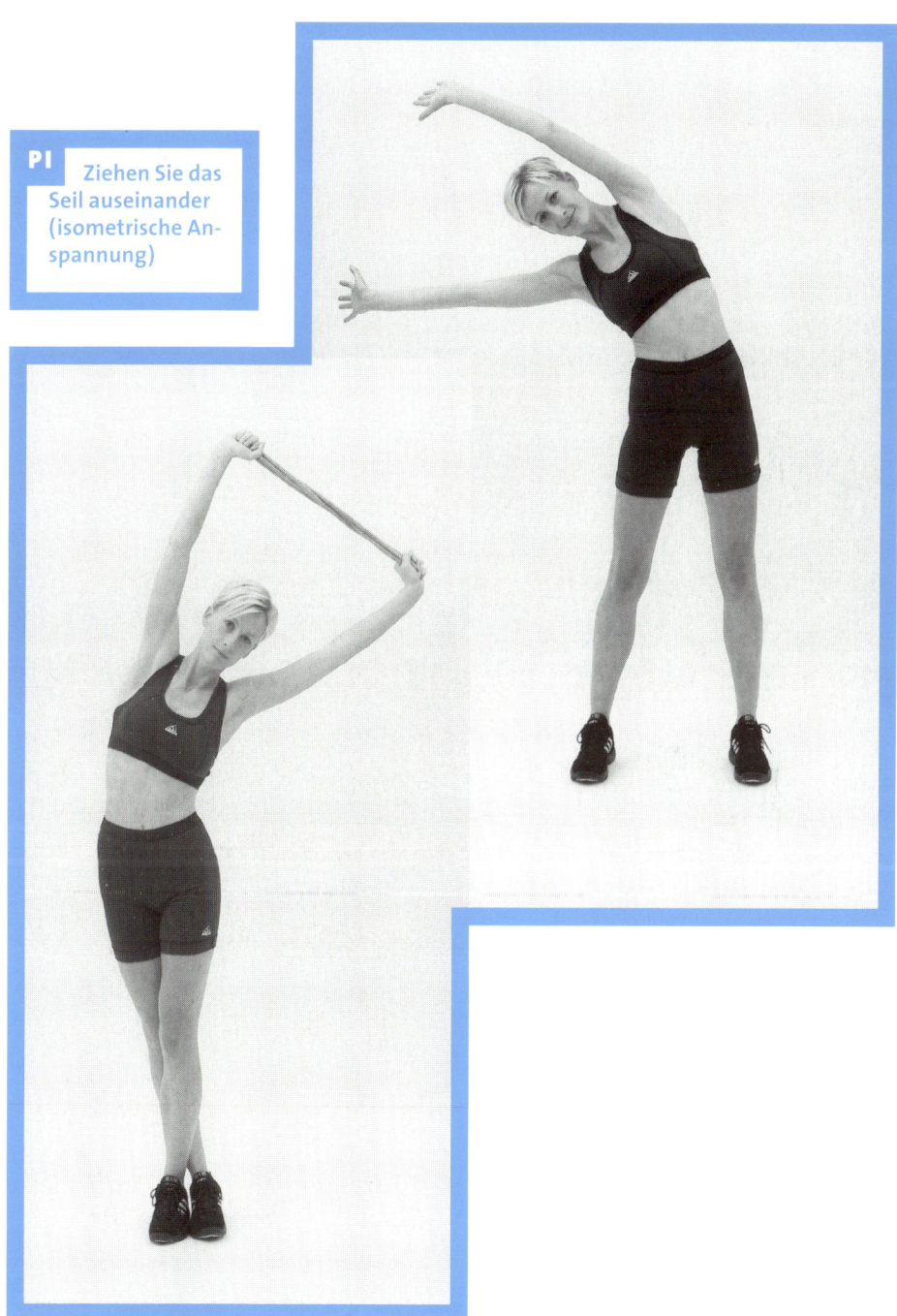

In Seitgrätschstellung überkreuzen Sie die Beine und drücken die Unterschenkel sanft gegeneinander. Führen Sie die Hände in Nackenhalte. Oberkörper und Kopf sind gestreckt.
Rotieren Sie langsam den Rumpf nach links, bis Sie einen Widerstand (Blockade) wahrnehmen.

PI Drücken Sie den Rumpf nach hinten und die Schulterblätter sanft gegeneinander. Die Hände fixieren die Bewegung, sodass keine sichtbare Bewegung zustande kommt. Lösen Sie die Anspannung und drehen Sie anschließend den Rumpf in dieselbe Richtung sanft weiter.
Wechseln Sie die Beinstellung und wiederholen Sie die Übung gegengleich.

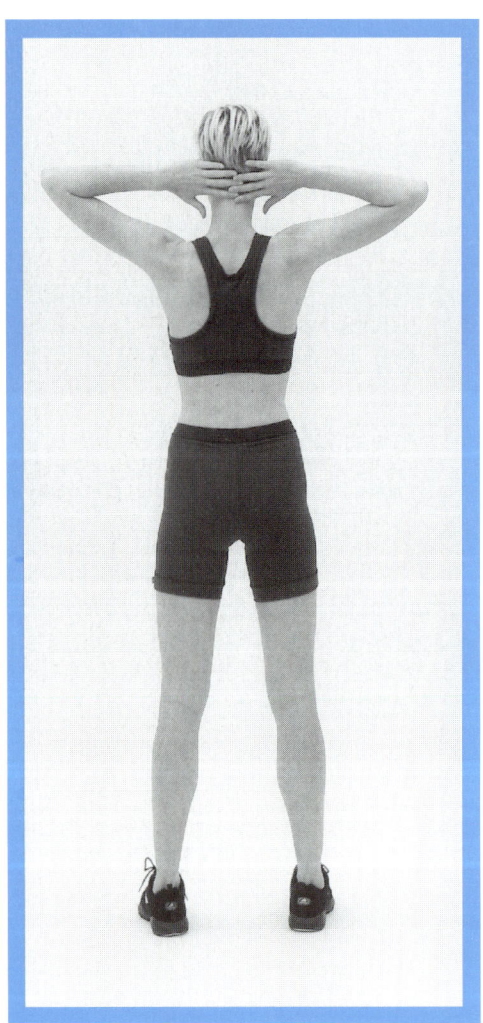
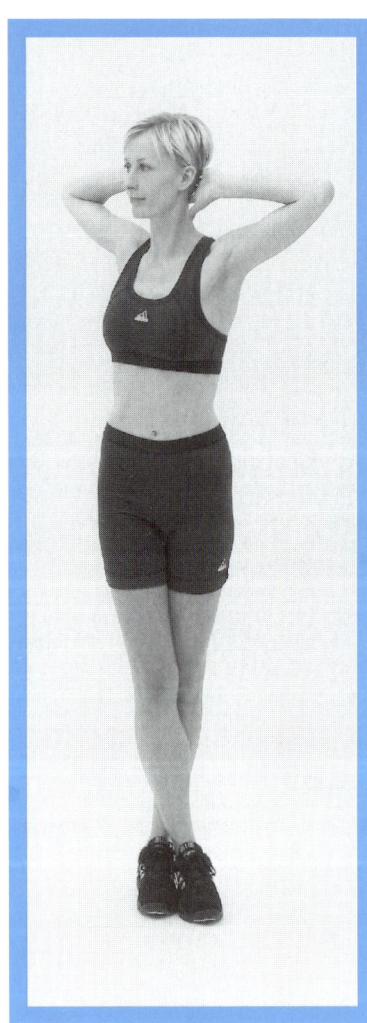

Wirkung

Mobilisation und Beweglichkeit der Rückenmuskulatur

Mobilisation der Wirbelsäule

Variante

► *Sie können die Übung auch im Sitzen durchführen.*

! **Das Becken bleibt während der Bewegungsausführung fixiert. Üben Sie nicht schwungvoll.**

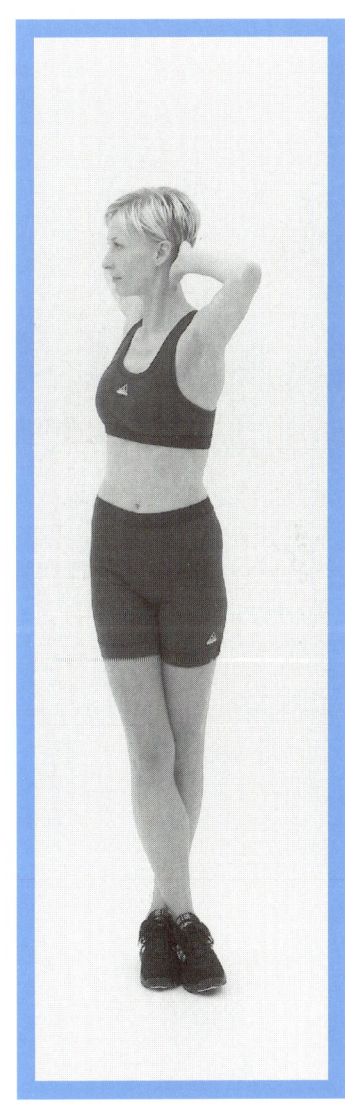

In Seitgrätschstellung überkreuzen Sie die Beine und drücken die Unterschenkel sanft gegeneinander. Strecken Sie die Arme über dem Kopf und legen Sie die Handflächen ineinander. Die Ellbogen sind dabei ganz durchgedrückt, und der Kopf wird maximal nach oben geschoben!
Rotieren Sie die Schultern langsam nach links, bis Sie den «Dehnreiz» spüren.

PI Drücken Sie die Hände gegeneinander (isometrische Anspannung), lösen Sie die Anspannung und setzen Sie die Übung wie oben beschrieben fort.

Wechseln Sie die Beinstellung und wiederholen Sie die Übung auf der anderen Seite gegengleich.

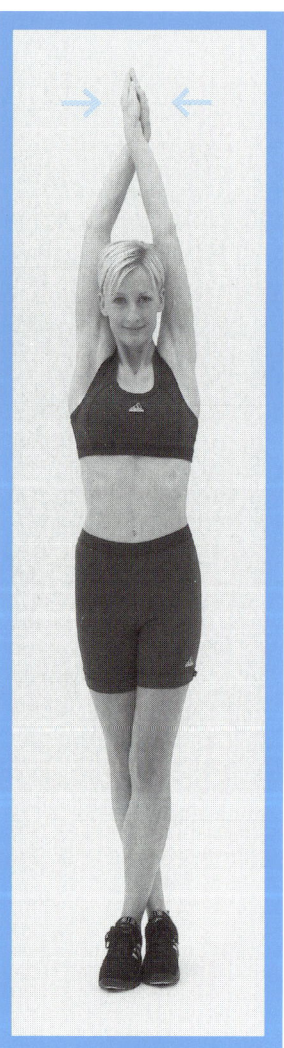
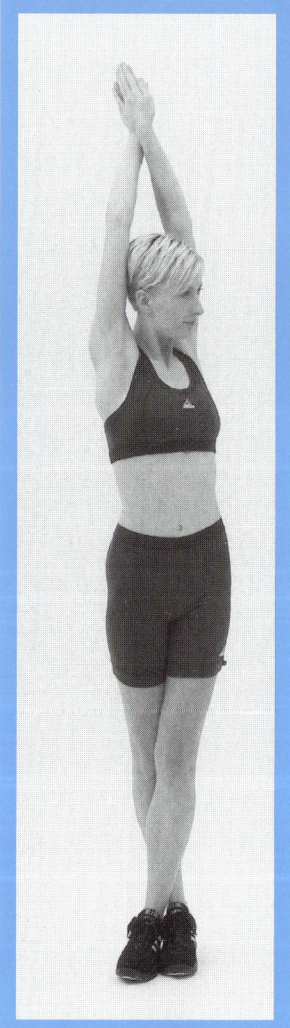

Wirkung
Mobilisation und Beweglichkeit der oberen Rumpfmuskulatur Mobilisation und Beweglichkeit des Schulter-Arm-Bereichs

Varianten
► Üben Sie, indem Sie die Hände über dem Kopf im «Daumengriff» fixieren.
► Sie können diese Übung auch im Sitzen durchführen.

Verschränken Sie die Finger und strecken Sie die Arme über dem Kopf maximal durch. Drücken Sie danach abwechselnd verstärkt den linken und den rechten Handballen senkrecht in die Höhe.

PI Ziehen Sie die Hände auseinander, ohne dass wirklich eine Bewegung sichtbar ist (die Finger fixieren). Lösen Sie die Anspannung und wiederholen Sie die Dehnübung.

Lassen Sie nach einem Durchgang die Arme entspannt fallen und lockern Sie die Schultern und die Arme.

Wirkung
Beweglichkeit und Mobilisation der Schulter Beweglichkeit und Mobilisation des oberen Rumpfbereichs

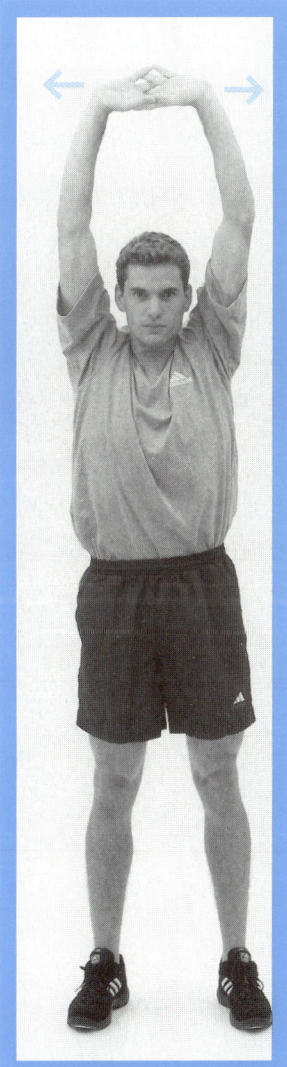
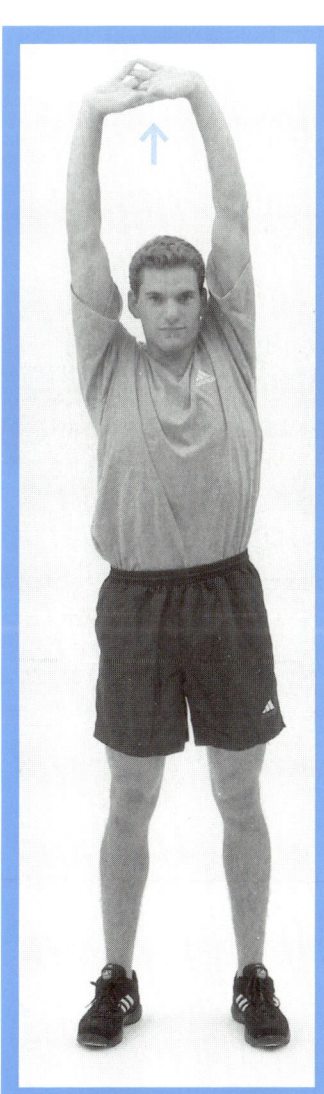

Varianten
► Schieben Sie die gestreckten Arme in der Endposition sanft seitlich nach links und rechts (der Rumpf bleibt jedoch aufrecht).
► Sie können diese Übung auch im Sitzen durchführen.

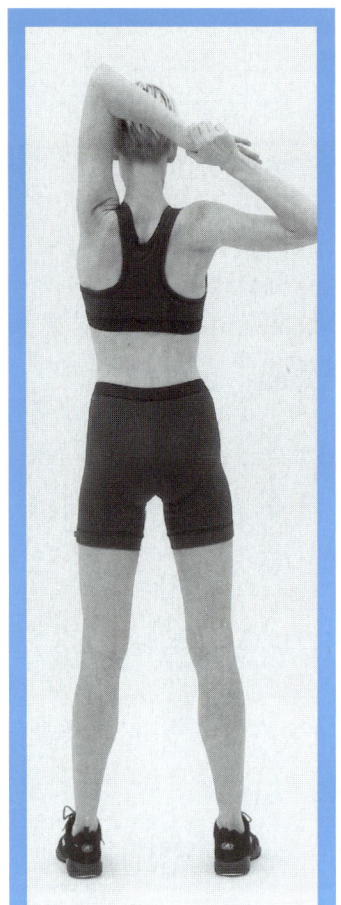

Stellen Sie sich in leicht geöffneter Seitgrätsch-stellung aufrecht hin und strecken Sie den lin-ken Arm nach oben. Beugen Sie den linken Arm hinter dem Kopf. Die rechte Hand greift das linke Handgelenk und zieht den linken Arm seitlich, bis eine Dehnung spürbar ist. Wiederholen Sie die Übung auf der anderen Seite.

PI Wenn die Dehnung spürbar ist, zieht der linke Arm in die Gegenrichtung, er wird jedoch von der rechten Hand festgehalten, sodass keine Bewegung zustande kommt (isometri-sche Anspannung). Lösen Sie die Anspannung und setzen Sie die Dehnung wie oben beschrie-ben sanft fort.

! Halten Sie den Rumpf aufrecht und rollen Sie den Kopf nicht ein.

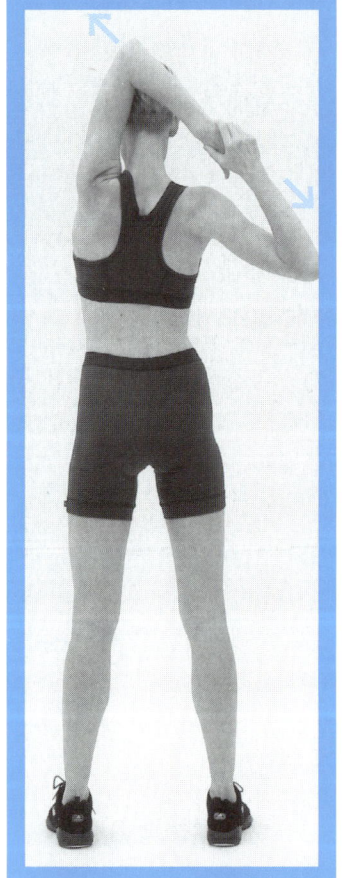

Wirkung
Beweglichkeit der Schulter- und Armmuskulatur

Variante
▶ Sie können diese Übung auch im Sitzen durch-führen.

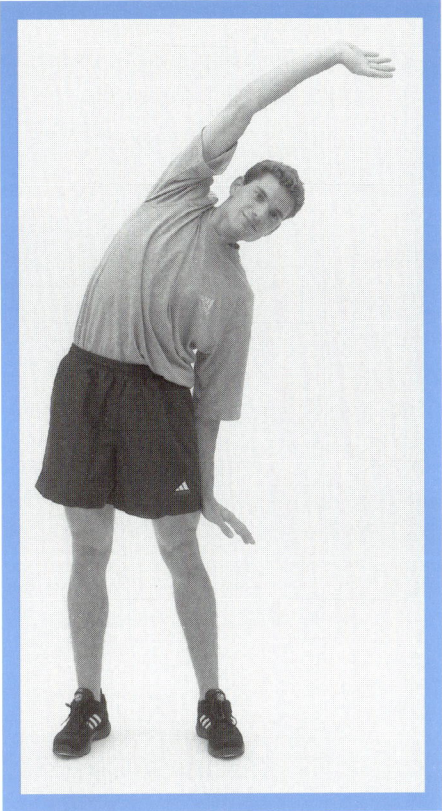
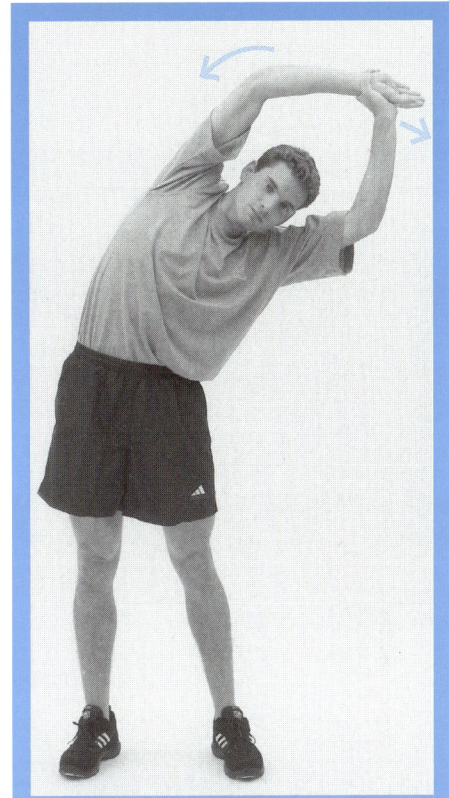

In leicht geöffneter Seitgrätschstellung führen Sie den linken Arm gestreckt am Körper in Tiefhalte. Beugen Sie den rechten Arm in dieselbe Richtung über dem Kopf. Der obere Arm «zieht» den Rumpf langsam seitlich, bis der Dehnreiz an der seitlichen Rumpfmuskulatur spürbar ist.

PI Der linke Arm löst sich vom Bein, greift die rechte Hand und zieht den Rumpf seitlich. Da der obere Arm Widerstand gibt, erfolgt in der Tat keine sichtbare Bewegung (isometrische Anspannung).
Lösen Sie die Anspannung und führen Sie das Beweglichkeitstraining wie begonnen weiter.
Üben Sie auf der anderen Seite gegengleich.

Wirkung

Beweglichkeit der seitlichen Rumpfmuskulatur
Beweglichkeit des Schulter-Arm-Bereichs

Variante

▶ *Sie können diese Übung auch im Sitzen durchführen.*

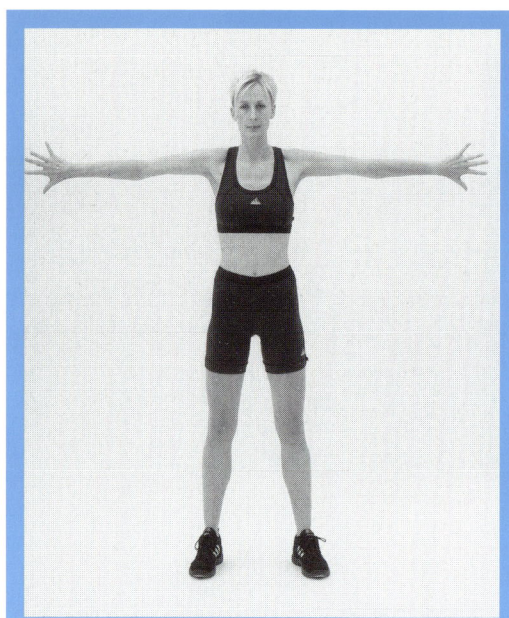

Drehen Sie die gestreckten Arme vorwärts (Supination) und anschließend rückwärts (Pronation), bis Sie den Dehnreiz spüren.

! Führen Sie diese Übung nicht aus, wenn Sie akut die Schulter ausgekugelt (Luxation) haben.

PI Wenn Sie Widerstand spüren, drücken Sie die Hände zur Faust zusammen und die gestreckten Arme weiter auseinander (isometrische Anspannung).

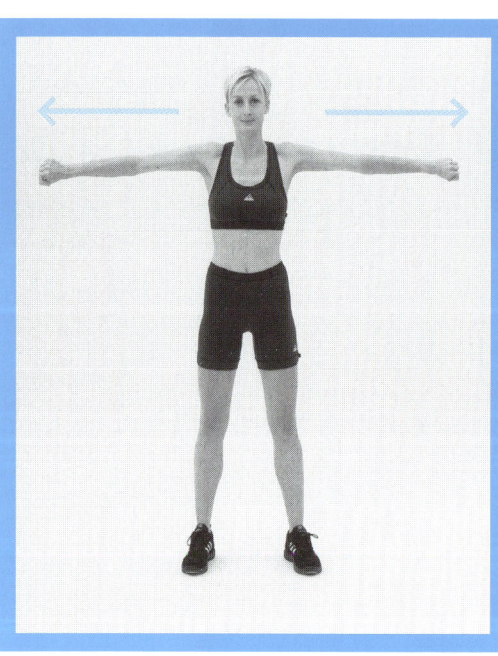

Lösen Sie die Anspannung und führen Sie das Beweglichkeitstraining (Rotation) wie begonnen weiter.

Wirkung
Beweglichkeit /Mobilisation der Schulter und des oberen Rumpfbereichs

Varianten
▶ Sie können diese Übung auch im Sitzen durchführen.
▶ Sie können die gestreckten Arme auch langsam schulterhoch nach hinten führen.
▶ Lösen Sie die Anspannung und führen Sie die Arme sanft weiter nach hinten.

PI Wenn Sie Widerstand spüren, drücken Sie die Hände zur Faust zusammen und die gestreckten Arme weiter auseinander (isometrische Anspannung).

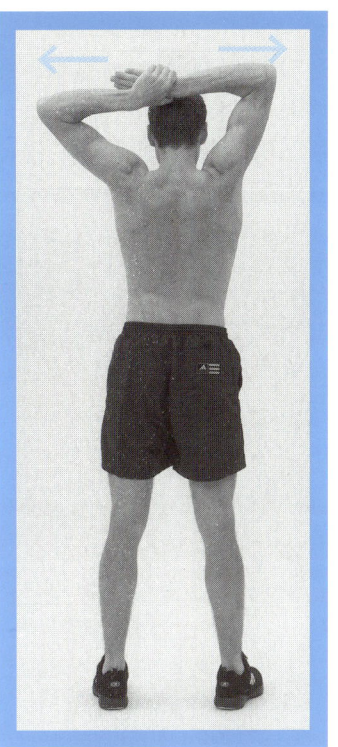

In Seitgrätschstellung führen Sie den rechten Arm gestreckt über den Kopf und beugen ihn parallel zur Schulterachse. Die linke Hand ergreift die rechte Hand und zieht den rechten Arm langsam seitlich.

PI Wenn der Dehnreiz spürbar ist, zieht der rechte Arm in die Gegenrichtung, er wird jedoch von der linken Hand festgehalten (isometrische Anspannung).

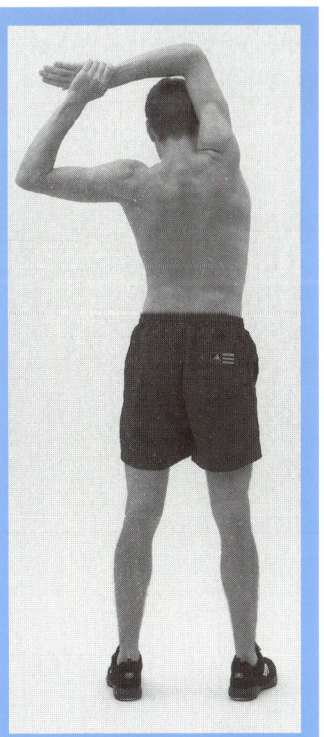

Lösen Sie die Anspannung und führen Sie das Beweglichkeitstraining wie begonnen weiter. Wiederholen Sie die Übung mit dem anderen Arm gegengleich.

Wirkung
Beweglichkeit der seitlichen Rumpfmuskulatur
Beweglichkeit des Schulter-Arm-Bereichs

Variante
► Sie können diese Übung auch im Sitzen durchführen.

! Führen Sie diese Übung nicht aus, wenn Sie akut die Schulter ausgekugelt (Luxation) haben.

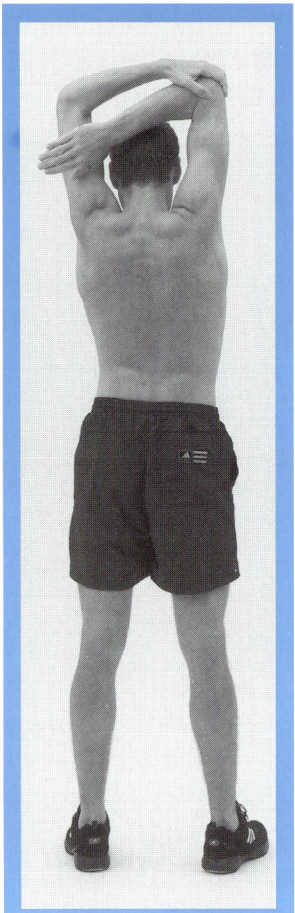

In leicht geöffneter Seitgrätschstellung beugen Sie den rechten Arm 90 Grad (parallel zur Schulterachse) über den Kopf. Der linke Arm «zieht» den Arm am Ellbogen sanft langsam seitlich.

PI Wenn der Dehnreiz spürbar ist, drückt der rechte Ellbogen gegen die linke Hand, ohne dass eine Bewegung sichtbar ist (isometrische Anspannung).

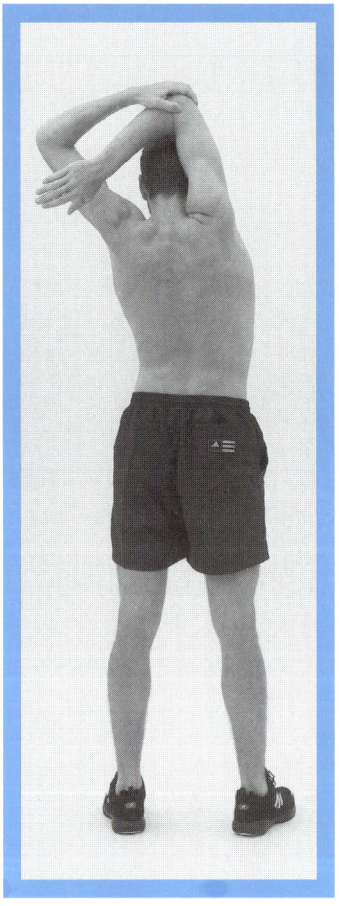

Lösen Sie die Anspannung und setzen Sie das Beweglichkeitstraining wie oben beschrieben sanft fort.
Wiederholen Sie die Übung mit dem anderen Arm gegengleich.

! Führen Sie diese Übung nicht aus, wenn Sie akut die Schulter ausgekugelt (Luxation) haben.

Wirkung
Beweglichkeit der Schulter- und Armmuskulatur

Variante
▶ Sie können diese Übung auch im Sitzen durchführen.

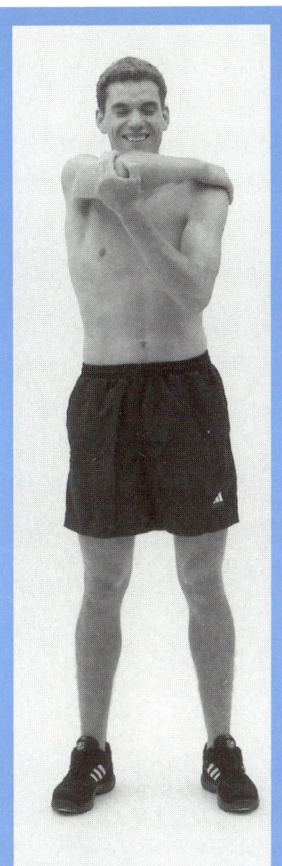

In leicht geöffneter Seitgrätschstellung stellen Sie sich aufrecht hin und strecken den Kopf leicht nach oben, ohne die Schultern hochzuziehen. Beugen Sie den rechten Arm vor dem Körper und führen Sie die Hand über die gegenüber liegende Schulter. Drücken Sie mit der linken Hand den rechten Arm sanft nach hinten.
Wiederholen Sie die Übung mit dem anderen Arm gegengleich.

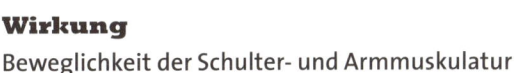

PI Wenn der Dehnreiz spürbar ist, drückt der rechte Ellbogen gegen die linke Hand, ohne dass eine Bewegung sichtbar ist (isometrische Anspannung). Lösen Sie die Anspannung und setzen Sie das Beweglichkeitstraining wie oben beschrieben fort.

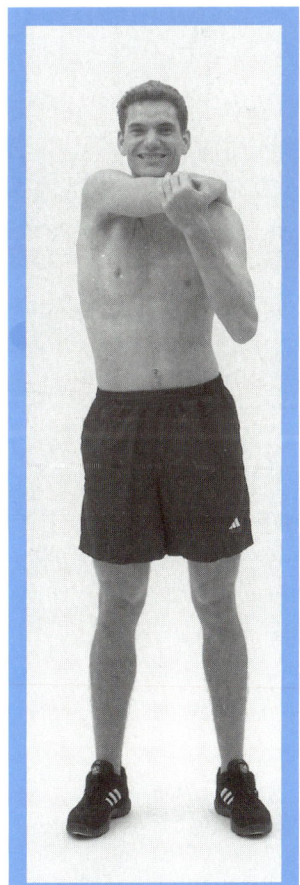

Wirkung
Beweglichkeit der Schulter- und Armmuskulatur

Variante
▶ *Sie können diese Übung auch im Sitzen durchführen.*

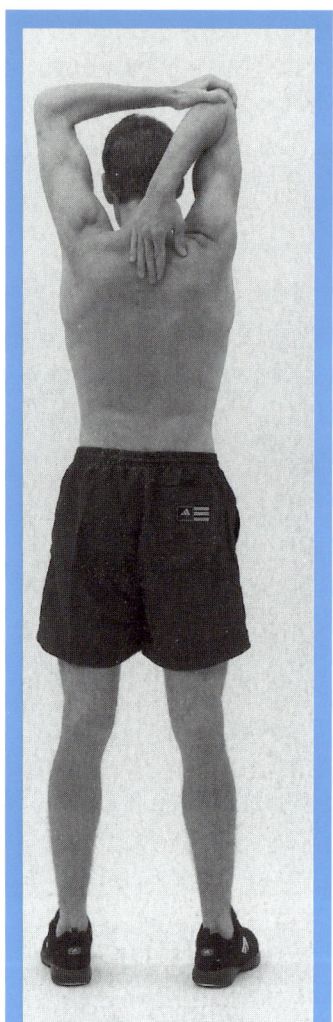

In leicht geöffneter Seitgrätschstellung stellen Sie sich aufrecht hin und strecken den rechten Arm nach oben. Beugen Sie den rechten Arm, sodass er senkrecht auf dem Rücken nach unten zeigt. Drücken Sie mit der linken Hand den rechten Arm sanft nach hinten-unten.

PI Wenn der Dehnreiz spürbar ist, drückt der rechte Ellbogen gegen die linke Hand, ohne dass eine Bewegung sichtbar ist (isometrische Anspannung). Lösen Sie die Anspannung und setzen Sie das Beweglichkeitstraining wie oben beschrieben sanft fort.

Wiederholen Sie die Übung mit dem anderen Arm gegengleich.

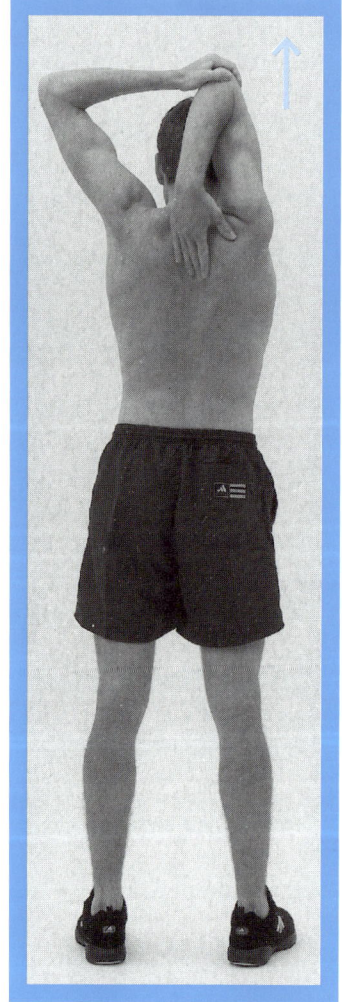

Wirkung
Beweglichkeit der Schulter- und Armmuskulatur

Variante
▶ *Sie können diese Übung im Stehen oder im Sitzen durchführen.*

! Halten Sie den Rumpf aufrecht und rollen Sie den Kopf nicht ein.

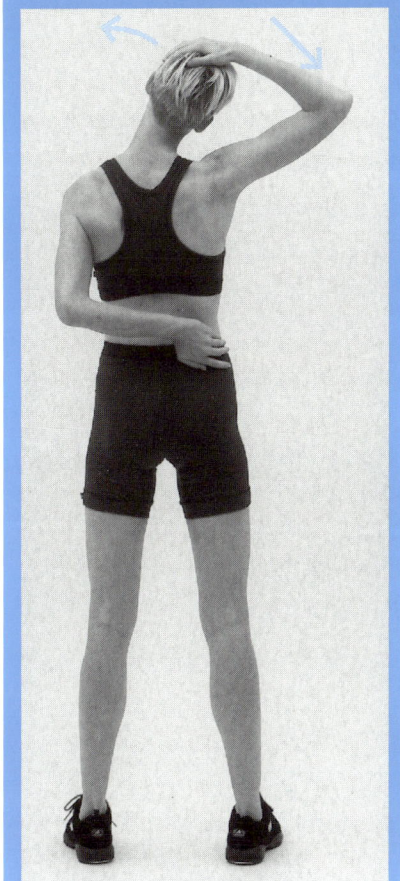

In leicht geöffneter Seitgrätschstellung beugen Sie in Tiefhalte den linken Arm 90 Grad (parallel zur Schulterachse) und greifen an die rechte Hüftseite. Die rechte Hand zieht den Kopf ebenfalls sanft nach rechts, bis am Nacken der Dehnreiz spürbar ist.

PI Drücken Sie den Kopf gegen die rechte Hand und die linke Hand gegen die Hüfte, ohne dass eine Bewegung sichtbar ist (isometrische Anspannung).

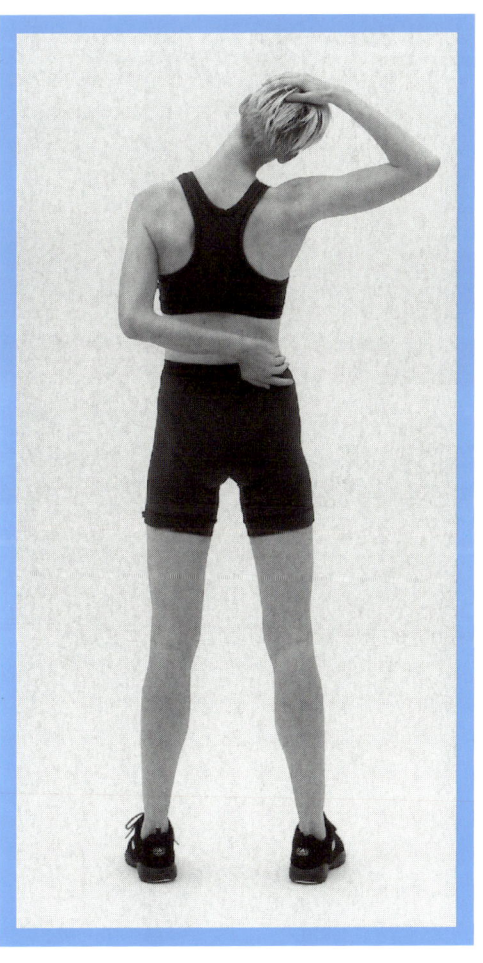

Lösen Sie die Anspannung und setzen Sie das Beweglichkeitstraining wie oben beschrieben vorsichtig fort.

Wiederholen Sie das Beweglichkeitstraining auf der anderen Seite gegengleich.

Wirkung
Beweglichkeit der seitlichen Nackenmuskulatur

Variante
▶ *Sie können diese Übung auch im Sitzen durchführen.*

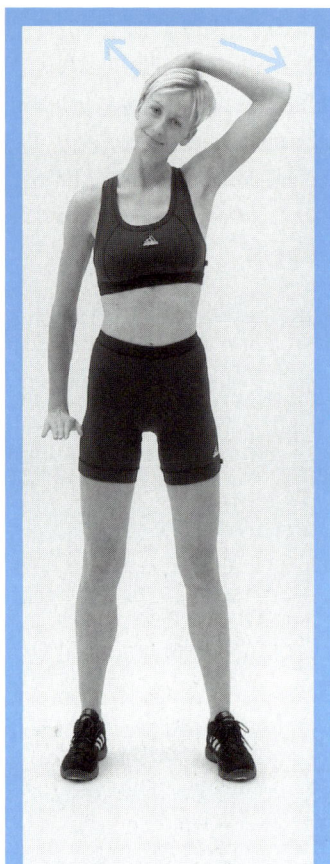

In leicht geöffneter Seitgrätschstellung beugen Sie den linken Arm 90 Grad (parallel zur Schulterachse) und «ergreifen» den Kopf über dem rechten Ohr. Der rechte Arm drückt dicht am Körper nach unten.

> **PI** Wenn der Dehnreiz spürbar ist, drückt der Kopf gegen die linke Hand, ohne dass eine Bewegung sichtbar ist (isometrische Anspannung).

Lösen Sie die Anspannung und setzen Sie das Beweglichkeitstraining wie oben beschrieben sanft fort.
Wiederholen Sie die Übung auf der anderen Seite gegengleich.

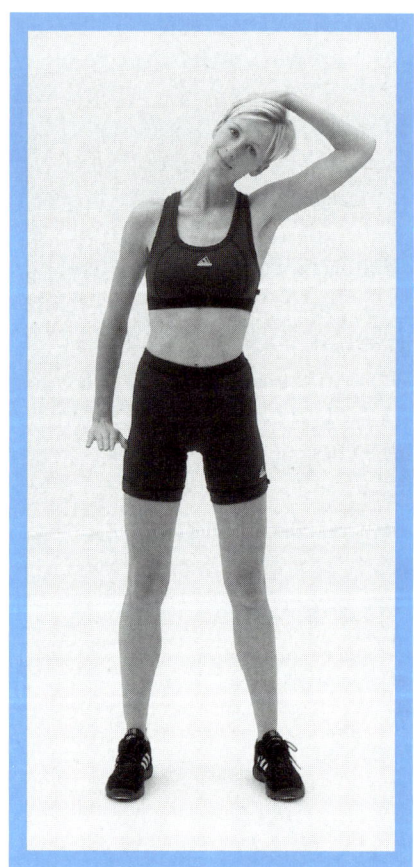

Wirkung
Beweglichkeit der seitlichen Nacken- und der oberen Rumpfmuskulatur

Variante
▶ *Sie können diese Übung auch im Sitzen durchführen.*

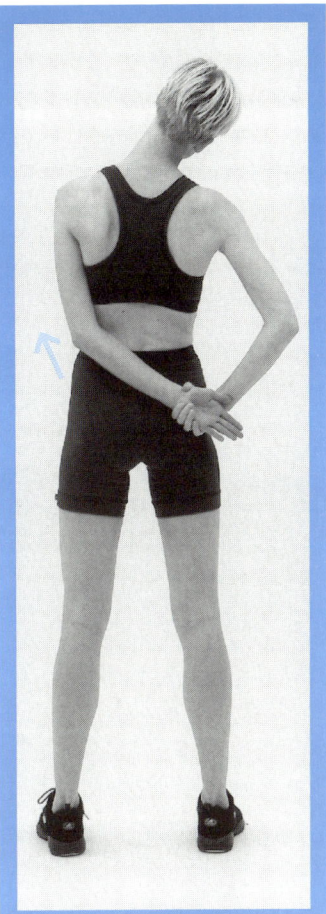

Führen Sie den linken Arm in Tiefhalte diagonal hinter den Rücken und ergreifen Sie das Handgelenk mit der rechten Hand. Neigen Sie den Kopf rechts zur Seite, bis Sie den Dehnreiz deutlich spüren.

PI Die rechte Hand zieht den linken Arm weiter diagonal nach unten, und der linke Arm hält dagegen, sodass keine Bewegung sichtbar ist (isometrische Anspannung).

Lösen Sie die Anspannung und setzen Sie die Übung wie oben beschrieben sanft fort. Wiederholen Sie die Übung auf der anderen Seite gegengleich.

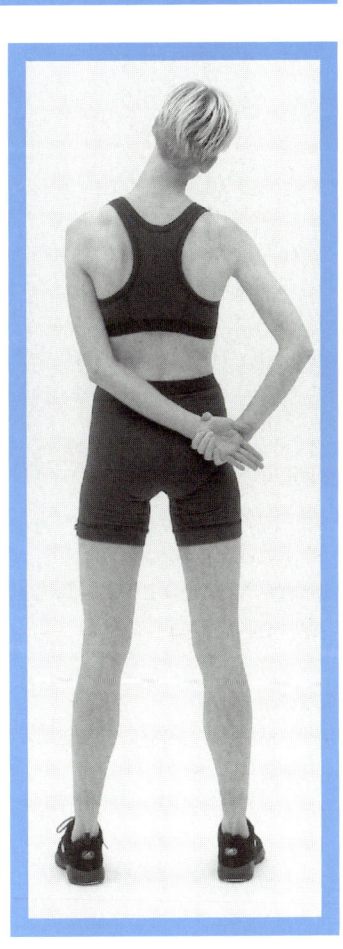

Lösen Sie die Anspannung und setzen Sie das Beweglichkeitstraining vorsichtig fort.

Wirkung

Beweglichkeit der seitlichen Halsmuskulatur
Beweglichkeit des Schulter-Arm-Bereichs

Variante

▶ Der freie Arm zieht nicht am diagonalen Arm, sondern unterstützt die Seitneigung des Kopfes.

PI Drücken Sie den Kopf gegen die Hand, ohne dass eine Bewegung sichtbar ist.

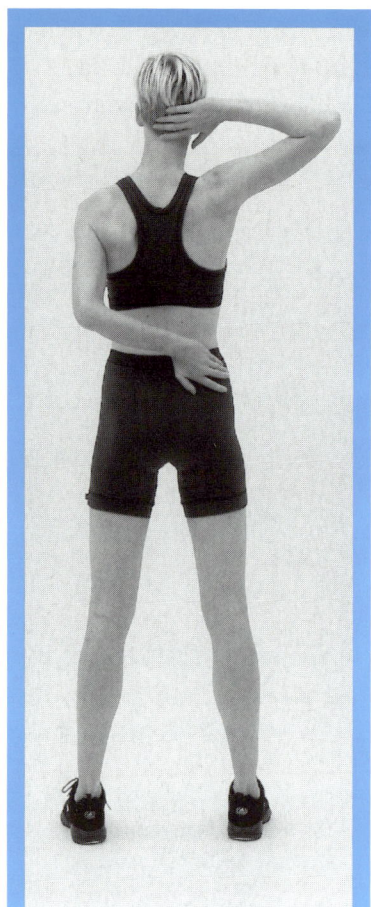

«Greifen» Sie mit der linken Hand hinter dem Rücken an die rechte Hüftseite. Der rechte Arm befindet sich schulterhoch in Nackenhalte. Rotieren Sie den rechten Ellbogen rückwärts, bis Sie den Dehnreiz deutlich wahrnehmen.

PI Drücken Sie die obere (rechte) Hand gegen den Hinterkopf und den unteren (linken) Arm gegen den Rumpf, ohne dass eine sichtbare Bewegung zustande kommt.

! Üben Sie nicht schwungvoll.

Lösen Sie die Anspannung und drehen Sie anschließend den Rumpf in dieselbe Richtung langsam weiter.

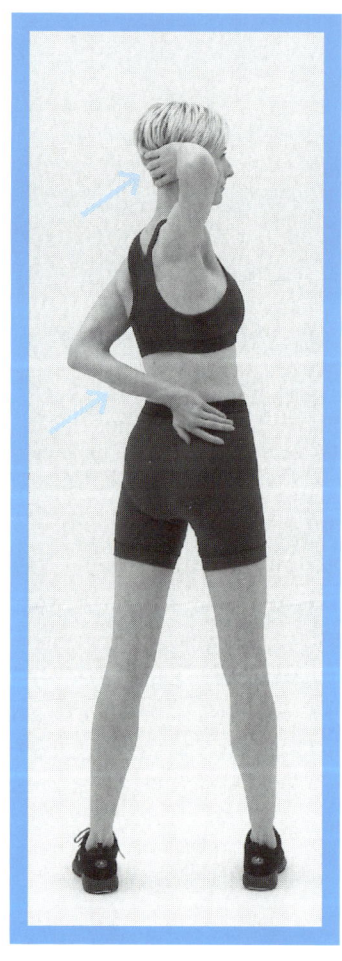

Wiederholen Sie die Übung auf der anderen Seite gegengleich.

Wirkung
Beweglichkeit der Schulter- und Armmuskulatur
Beweglichkeit der Rumpfmuskulatur
Mobilisation der Wirbelsäule

Varianten
▶ *Fixieren Sie das Becken, indem Sie die Beine überkreuzen und die Unterschenkel sanft gegeneinander drücken.*
▶ *Sie können diese Übung auch im Sitzen durchführen.*

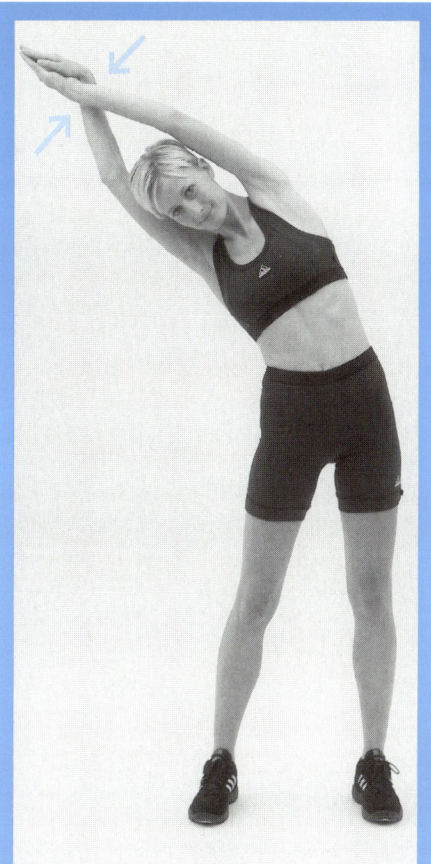

In leicht geöffneter Seitgrätschstellung strecken Sie die Arme über den Kopf, überkreuzen sie und legen die Handflächen aufeinander. Beugen Sie den Rumpf seitlich, bis Sie den Dehnreiz deutlich wahrnehmen.

PI Drücken Sie die Handflächen gegeneinander (isometrische Anspannung).

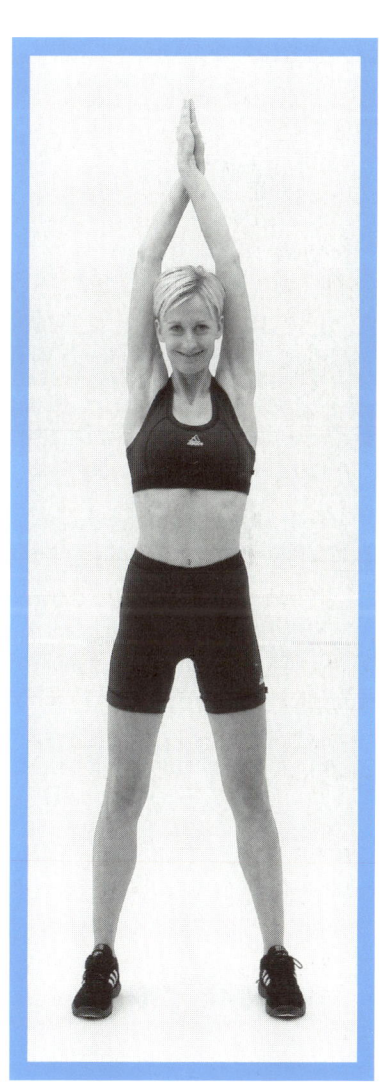

Lösen Sie die Anspannung und setzen Sie das Beweglichkeitstraining wie oben beschrieben sanft fort.
Wechseln Sie die Armposition und wiederholen Sie die Übung auf der anderen Seite gegengleich.

Wirkung
Beweglichkeit der Schulter- und Armmuskulatur

Variante
▶ Sie können diese Übung auch im Sitzen durchführen.

In Rückenlage winkeln Sie die Beine an und verschränken die Hände am oberen Hinterkopf. Drücken Sie langsam den Kopf nach vorn-unten.

! Üben Sie nicht schwungvoll.

PI Drücken Sie den Hinterkopf gegen die Handinnenflächen, ohne dass eine sichtbare Bewegung zustande kommt (isometrische Anspannung).

Lösen Sie die Anspannung und setzen Sie das Beweglichkeitstraining wie oben beschrieben vorsichtig fort.

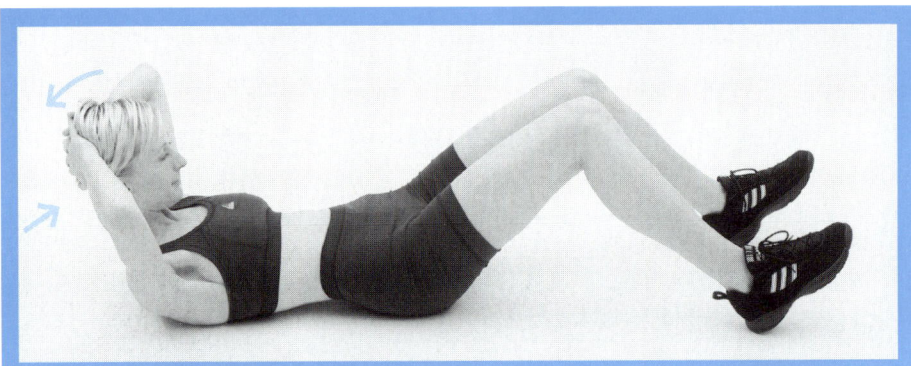

Wirkung
Beweglichkeit der Schulter- und Armmuskulatur

Variante
▶ *Verschränken Sie die Hände diagonal versetzt am oberen Hinterkopf. Drücken Sie sanft den Kopf nach schräg unten-rechts bzw. schräg unten-links.*

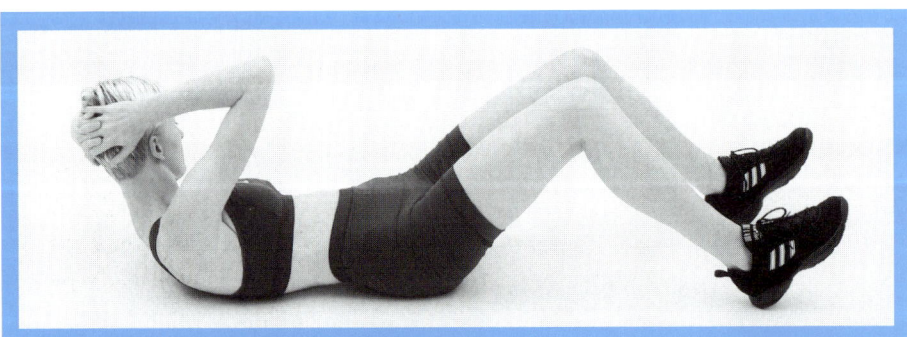

In der Seitgrätschstellung verschränken Sie die Hände am oberen Hinterkopf. Drücken Sie den Kopf sanft nach vorn-unten. Der Oberkörper bleibt dabei aufrecht.

PI Drücken Sie den Hinterkopf gegen die Handinnenflächen, ohne dass eine sichtbare Bewegung zustande kommt (isometrische Anspannung).

Wirkung
Beweglichkeit der Nackenmuskulatur

Lösen Sie die Anspannung und setzen Sie das Beweglichkeitstraining wie oben beschrieben vorsichtig fort.

! Diese Übung eignet sich besonders, wenn durch das lange Sitzen, z. B. vor dem Computer, der Nacken verspannt ist. Manchmal treten bedingt durch die Belastung «Spannungskopfschmerzen» auf. Nach dem Beweglichkeitstraining konnte schon häufiger eine Linderung dieser Kopfschmerzen beobachtet werden.
Die Kniegelenke sollten während der Bewegungsausführung leicht gebeugt sein.
Üben Sie nicht schwungvoll.

Variante
▶ Sie können diese Übung auch im Sitzen durchführen.

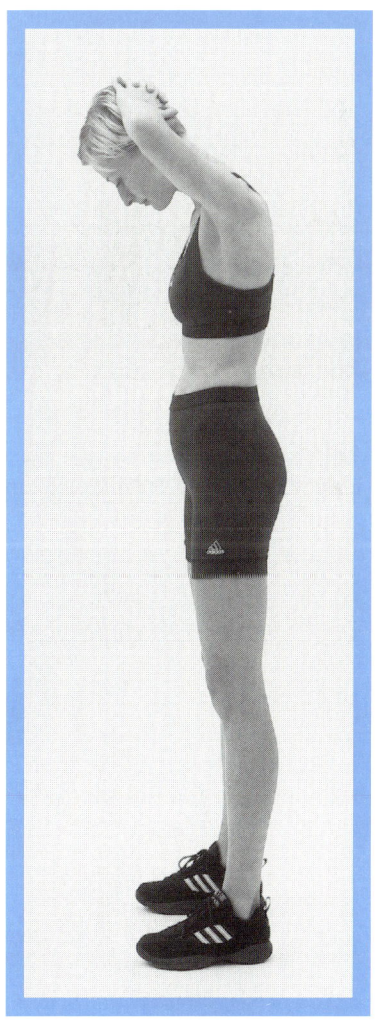

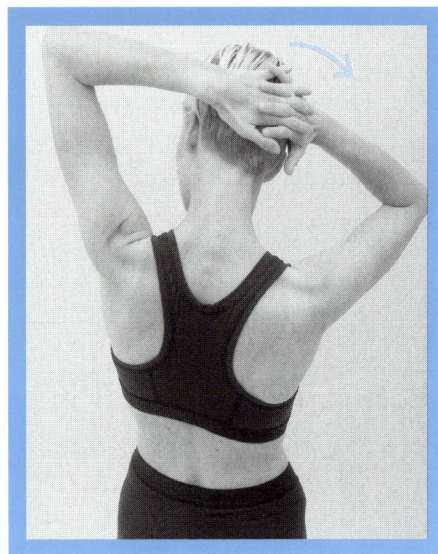

In der Seitgrätschstellung verschränken Sie die Hände diagonal versetzt am oberen Hinterkopf. Drücken Sie den Kopf sanft nach schräg rechts-unten bzw. schräg links-unten. Der Oberkörper bleibt dabei aufrecht.

> **PI** Drücken Sie den Hinterkopf gegen die Handinnenflächen (isometrische Anspannung).

Lösen Sie die Anspannung und setzen Sie das Beweglichkeitstraining wie oben beschrieben vorsichtig fort.

Wirkung
Beweglichkeit der seitlichen Nackenmuskulatur

Variante
▶ *Sie können diese Übung auch im Sitzen durchführen.*

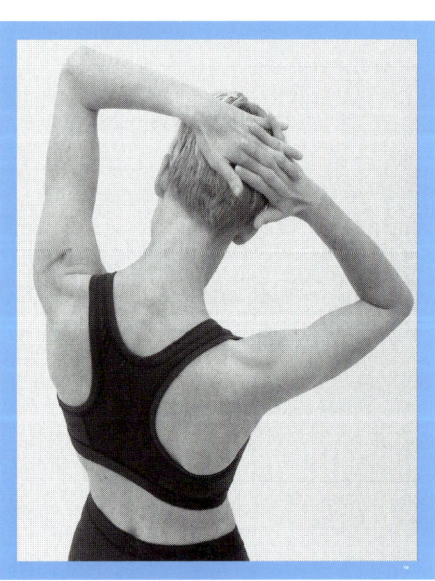

> **!** Diese Übung eignet sich besonders, wenn durch das lange Sitzen, z. B. vor dem Computer, der Nacken verspannt ist. Manchmal treten bedingt durch die Belastung «Spannungskopfschmerzen» auf. Nach dem Beweglichkeitstraining konnte schon häufig eine Linderung dieser Kopfschmerzen beobachtet werden.
> Die Kniegelenke sollten während der Bewegungsausführung leicht gebeugt sein. Üben Sie nicht schwungvoll.

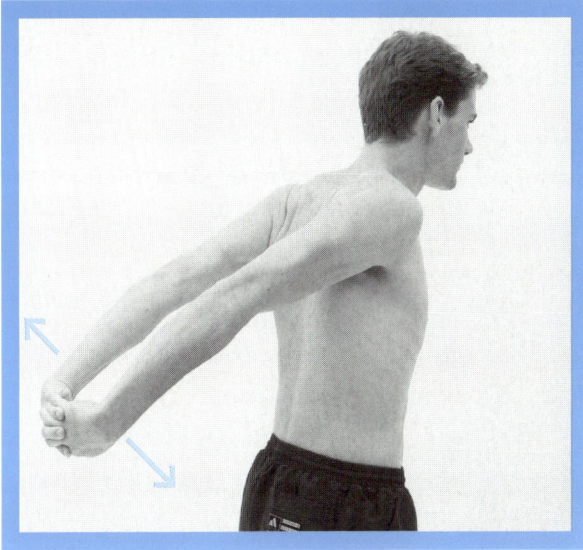

In Seitgrätschstellung strecken Sie die Arme hinter dem Rücken in Tiefhalte und verschränken die Finger. Ziehen Sie den Bauch ein und führen Sie die Arme langsam nach hinten-oben.

PI Ziehen Sie die Arme «auseinander», die Finger fixieren allerdings die Position, sodass keine sichtbare Bewegung zustande kommt.

Lösen Sie die Anspannung und setzen Sie das Beweglichkeitstraining langsam wie oben beschrieben fort.

Wirkung

Beweglichkeit der Schulter- und Armmuskulatur
Beweglichkeit der oberen Rückenmuskulatur

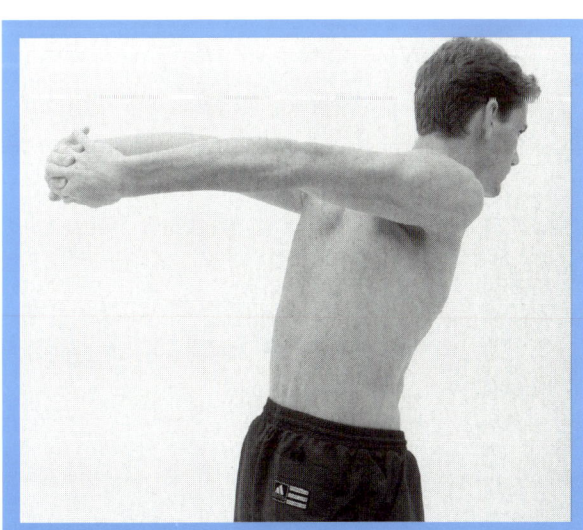

Variante

▶ *Sie können diese Übung auch im Sitzen durchführen.*

! Üben Sie nicht schwungvoll und beugen Sie den Oberkörper in der Hüfte nicht aktiv nach vorn. Vorsicht, wenn Sie in der Vergangenheit oder akut die Schulter ausgekugelt hatten/haben (Luxation).

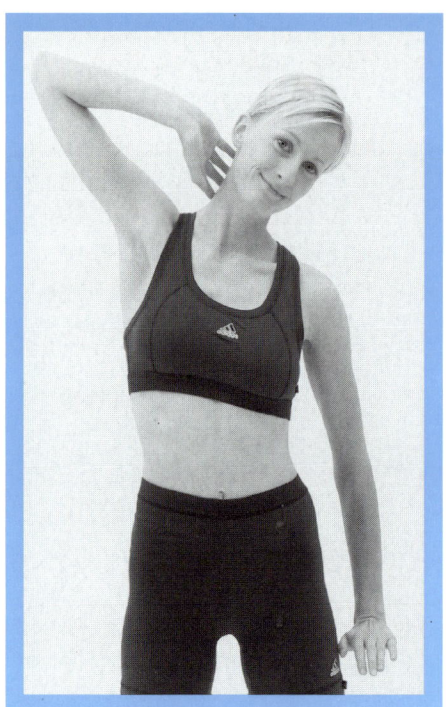

Seitgrätschstellung: Führen Sie den linken Arm am Bein entlang in Tiefhalte und beugen Sie den rechten Arm «kugelstoßähnlich» an den Nacken. Neigen Sie den Rumpf nach links, der rechte Ellbogen unterstützt die Bewegung.

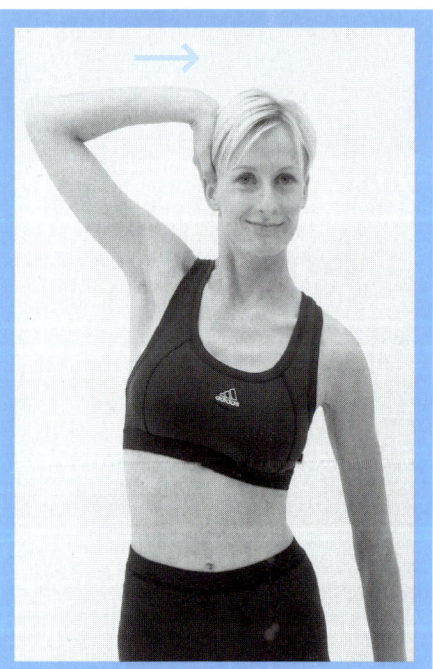

PI Drücken Sie die rechte Hand über dem Ohr gegen den Kopf (isometrische Anspannung).

! Vorsicht! Drücken Sie nie gegen den Hals, sonst pressen Sie die Halsschlagader und hemmen die Blutversorgung des Gehirns.

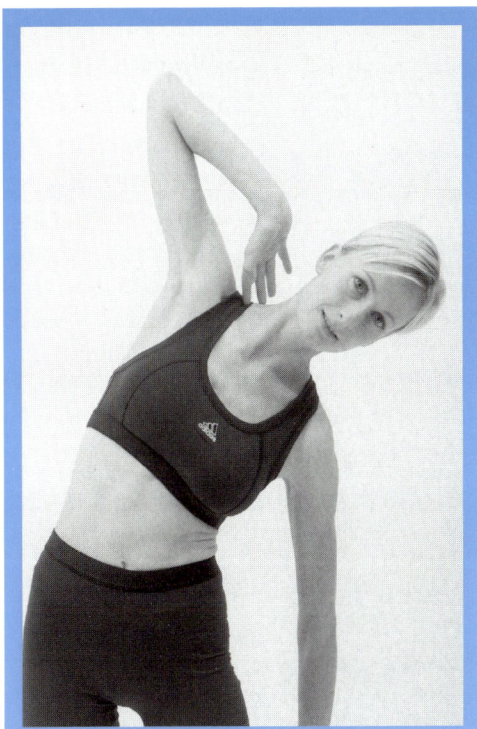

Lösen Sie die Anspannung und
setzen Sie das Beweglichkeitstraining sanft wie oben beschrieben
fort.
Üben Sie die andere Seite gegengleich.

Wirkung

Beweglichkeit der Schulter- und Armmuskulatur
Dehnung der seitlichen Rumpfmuskulatur

Variante

▶ Sie können diese Übung auch im Sitzen durchführen.

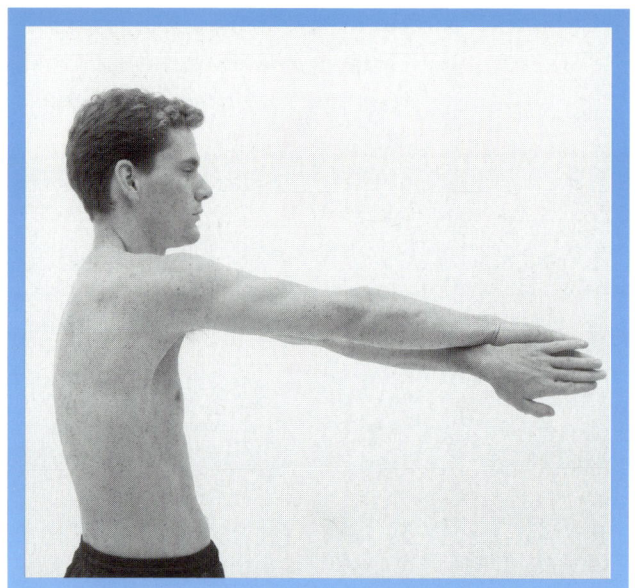

In Seitgrätschstellung überkreuzen Sie die Arme und schieben sie so weit wie möglich nach vorn und im zweiten Durchgang diagonal nach vorn-unten.

PI Drücken Sie die Handflächen gegeneinander und den oberen Rumpfbereich nach oben.

Lösen Sie die Anspannung und führen Sie die gestreckten Arme weiter nach vorn bzw. vorn-unten.

! Lassen Sie die Arme und Schultern nach einem Übungsdurchgang entspannt fallen und lockern Sie Arme und Schultern.

Wirkung

Beweglichkeit der Schulter- und Armmuskulatur
Beweglichkeit der oberen Rückenmuskulatur

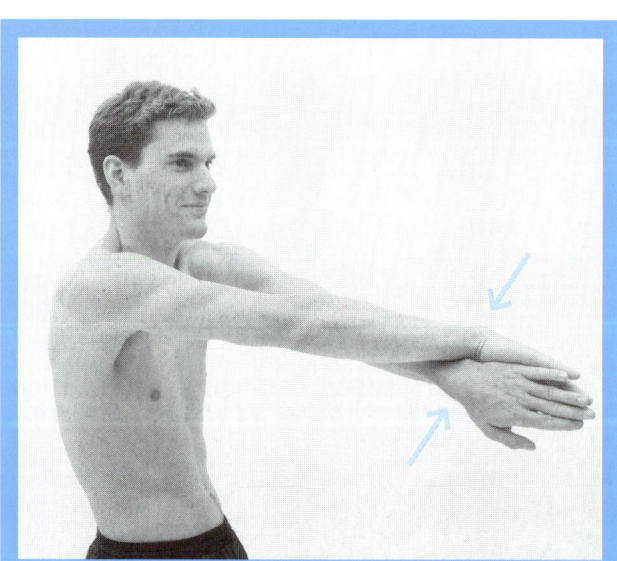

Varianten

▶ Schieben Sie die gestreckten Arme diagonal seitlich links bzw. rechts versetzt nach vorn-unten. Der Oberkörper bleibt dabei aufrecht.
▶ Sie können diese Übung auch im Sitzen durchführen.

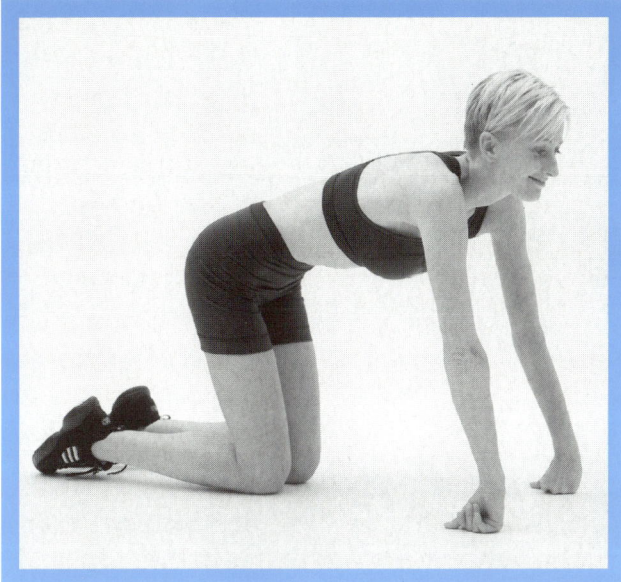

In Bankstellung ballen Sie die Hand zur Faust und drehen die Arme nach innen, sodass die Faust nach außen zeigt. Rollen Sie die Handaußenseite in Richtung Boden, bis Sie den Dehnreiz wahrnehmen.

PI Drücken Sie die Faust gegen den Boden.

Lösen Sie die Anspannung und setzen Sie die Übung wie oben beschrieben sanft fort.

Wirkung
Beweglichkeit der Unterarmaußenseite

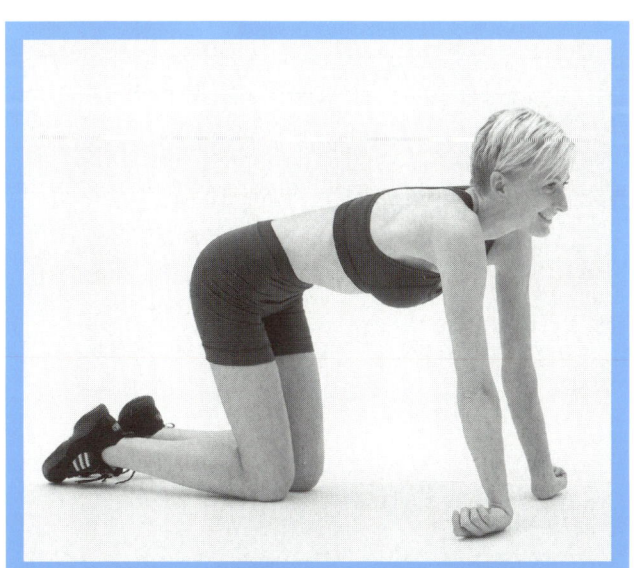

Variante
► *Wenn Sie die Übung ohne Dehnreiz ausführen können, drehen Sie den Arm noch weiter und schieben in der Übungsposition den Rumpf nach vorn.*

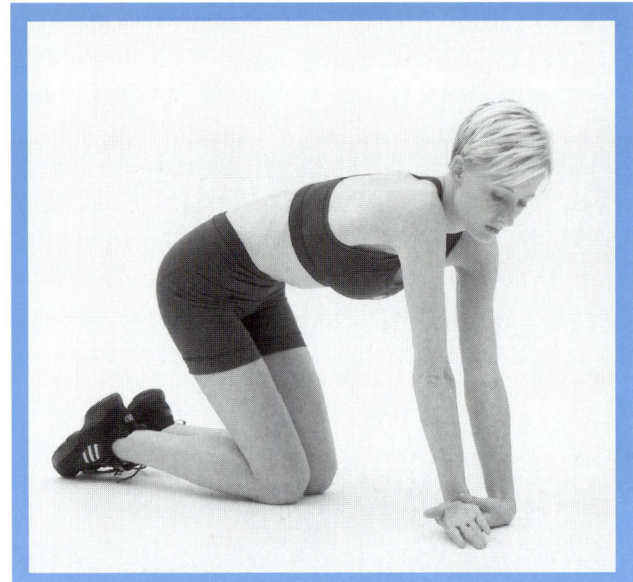

In Bankstellung legen Sie die rechte Handaußenfläche auf den Boden und drehen den Arm nach innen, bis die Hand nach außen zeigt. Lagern Sie die linke Hand unter die rechte und drücken Sie sie sanft nach oben, bis Sie den Dehnreiz wahrnehmen.

PI Der rechte Handrücken drückt gegen die linke Handinnenfläche (isometrische Anspannung).

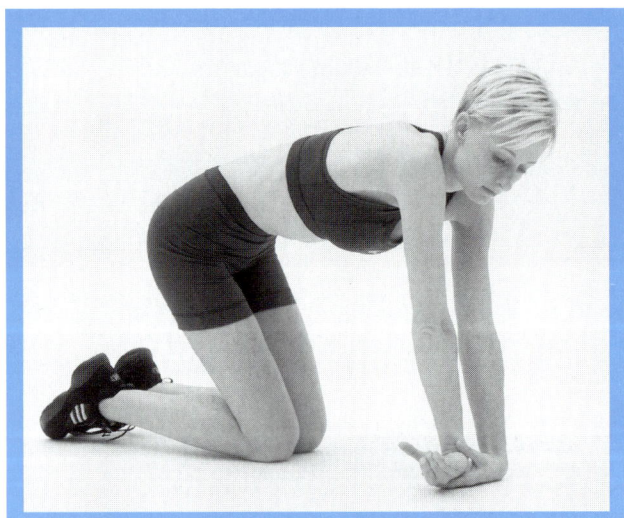

Lösen Sie die Anspannung und setzen Sie das Beweglichkeitstraining wie oben beschrieben vorsichtig fort.

Wirkung
Beweglichkeit der Unterarmaußenseite

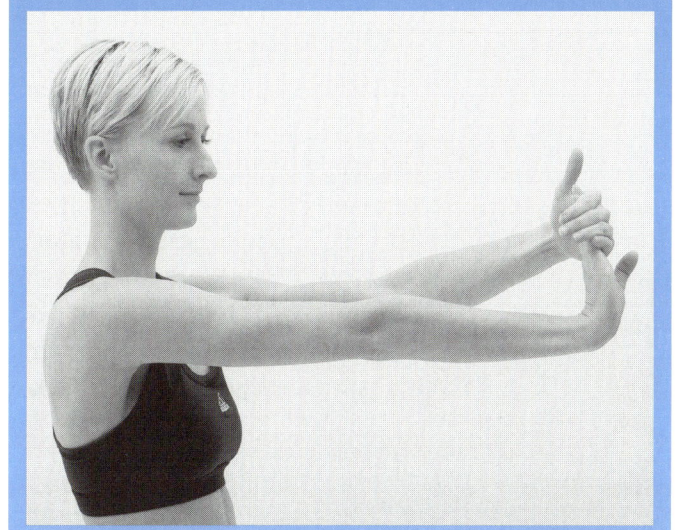

In Seitgrätschstellung strecken Sie den rechten Arm schulterhoch vor den Körper, die Finger zeigen nach oben. Die linke Hand drückt die Finger sanft nach hinten.

PI Drücken Sie die Finger gegen die linke Hand.

Lösen Sie die Anspannung und wiederholen Sie das Beweglichkeitstraining wie oben beschrieben.

Wechseln Sie die Arme und üben Sie gegengleich.

Wirkung
Beweglichkeit der
Unterarmmuskulatur
(Innenseite)

! Schütteln und lockern Sie nach einem Übungsdurchgang die Handgelenke.

Variante
▶ Sie können diese Übung auch im Sitzen durchführen.

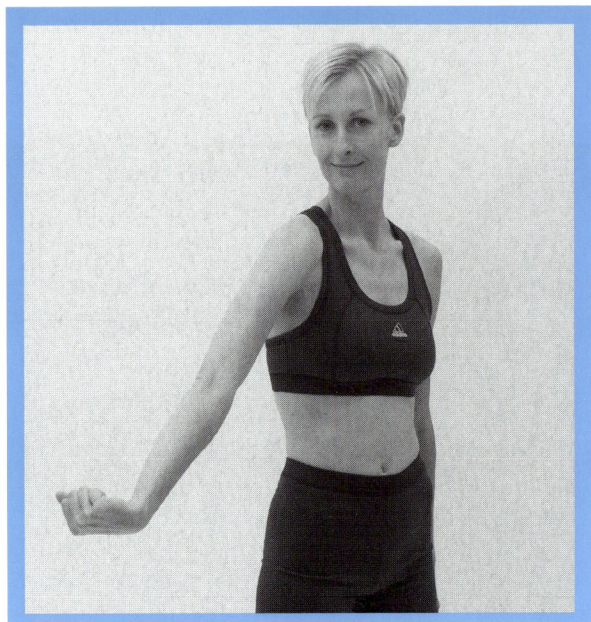

In Seitgrätschstellung rotieren Sie den rechten Arm vor dem Körper nach innen, bis die Finger (die Faust) nach vorn zeigen (zeigt). Die linke Hand drückt die Finger (Faust) sanft nach oben.

! Schütteln und lockern Sie nach einem Übungsdurchgang die Handgelenke.

PI Drücken Sie die Handaußenfläche gegen die linke Hand (isometrische Anspannung).

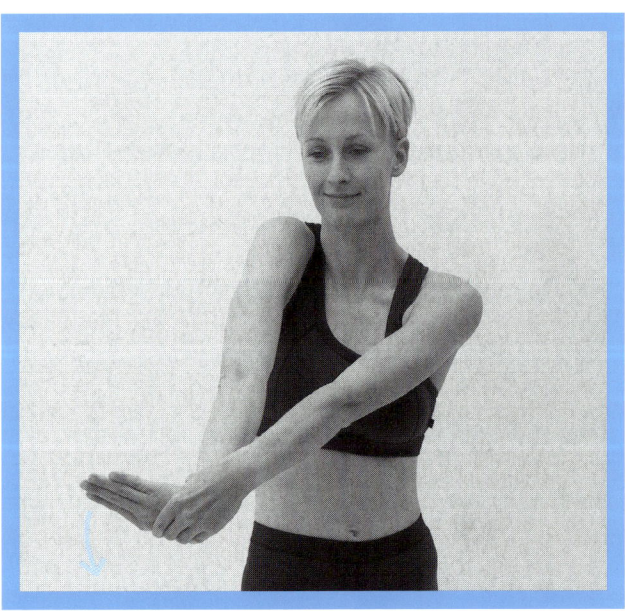

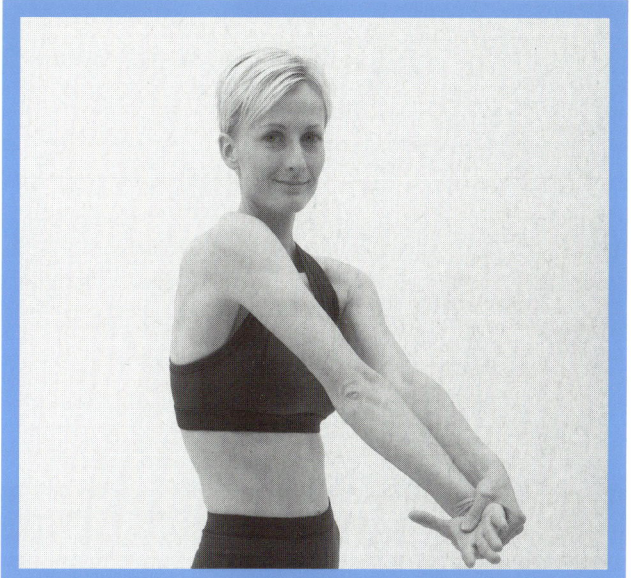

Lösen Sie die Anspannung und wiederholen Sie das Beweglichkeitstraining wie oben beschrieben. Trainieren Sie den anderen Arm gegengleich.

Wirkung

Beweglichkeit der Unterarmmuskulatur (Außenseite)

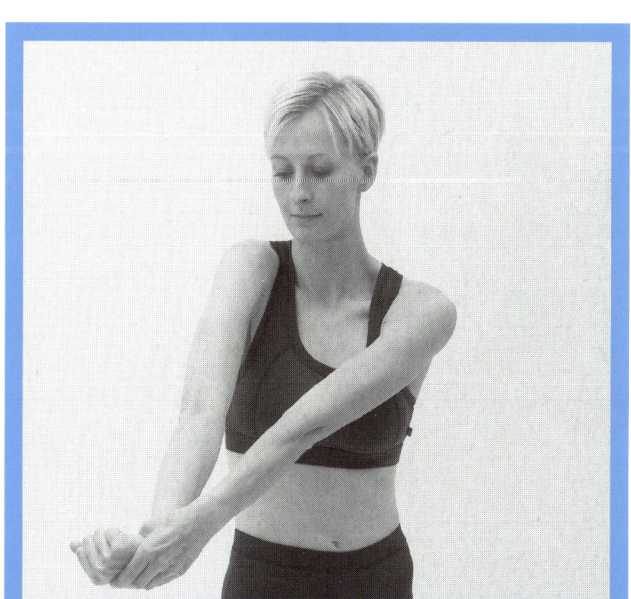

Varianten

▶ Je nach Beweglichkeitsstand ist die Übung mit der Faust oder in der intensiveren Form mit gestreckten Fingern auszuführen.
▶ Sie können diese Übung auch im Sitzen durchführen.

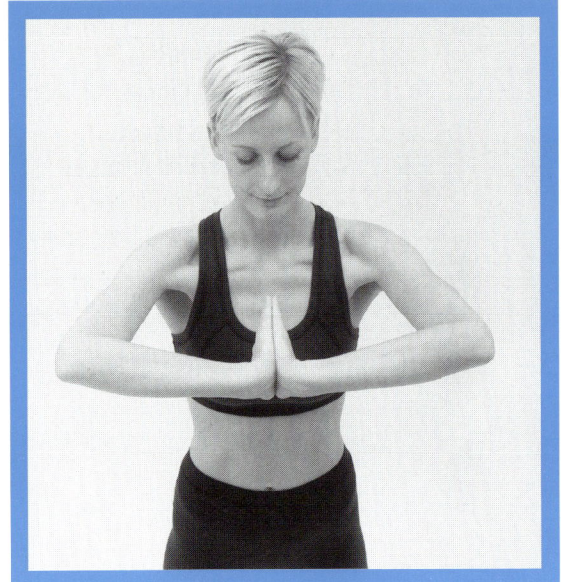

In Seitgrätschstellung führen Sie die gebeugten Arme vor den Brustkorb und legen Finger und Handflächen aufeinander. Drehen Sie die Hände, bis die Finger zu Ihnen zeigen, und strecken Sie die Arme nach vorn, ohne die Finger voneinander zu lösen.

P I Drücken Sie Finger und Handballen gegeneinander.

! Schütteln und lockern Sie nach einem Übungsdurchgang die Handgelenke.

Lösen Sie die Anspannung und setzen Sie die Übung wie oben beschrieben fort.

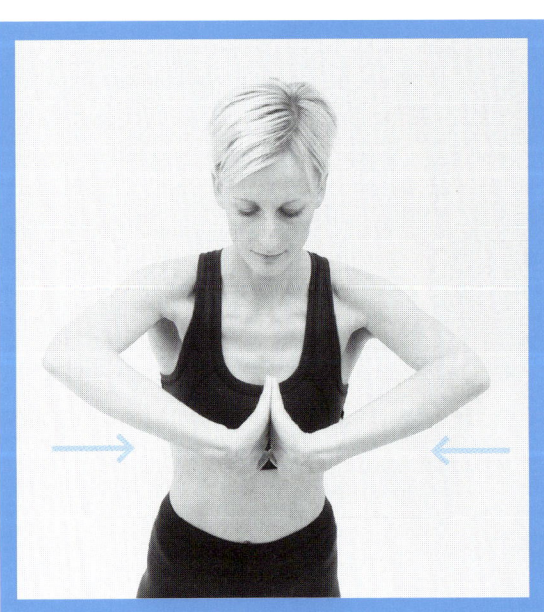

Wirkung
Beweglichkeit der Unterarmmuskulatur (Innenseite)

Variante
► Sie können diese Übung auch im Sitzen durchführen.

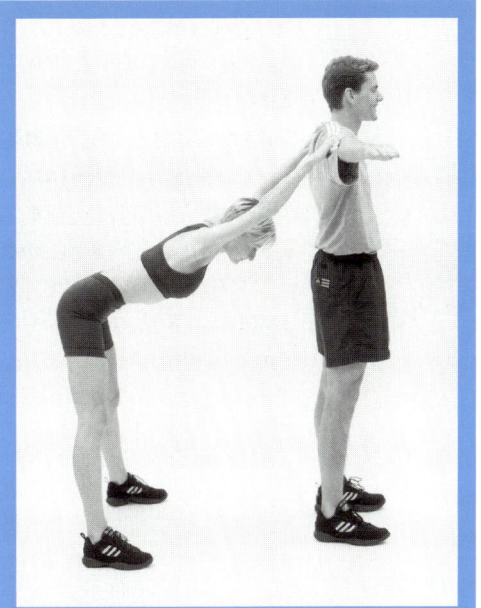

P1 streckt die Arme auf Schulterhöhe, P2 beugt den Oberkörper
vor und legt die Handflächen auf
die Schultern von P1. P2 schiebt
langsam Oberkörper und Schulter
nach unten (die Hände bleiben
fixiert), bis P2 den Dehnreiz in der
Brustmuskulatur spürt. Der Kopf
bleibt dabei in der Verlängerung
der Wirbelsäule.

PI P2 drückt die Handflächen /
Arme nach vorn-unten gegen die
Schultern/ Arme von P1 (isome-
trische Anspannung).

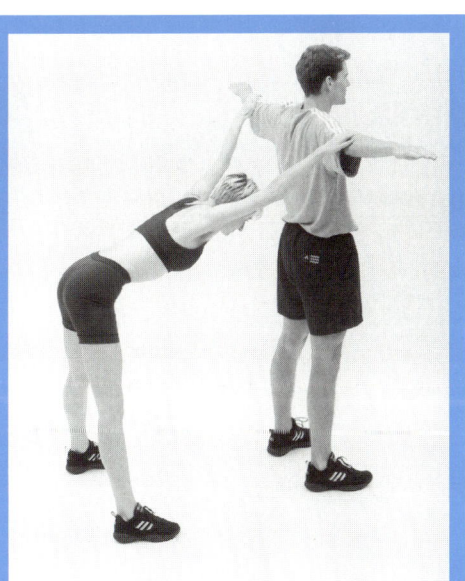

PI Drücken Sie Handflächen und Arme
gegen die Wand. Um verschiedene
Anteile der Brustmuskulatur zu trainieren, können Sie die Hände in der Höhe
versetzt auf die Wand legen und / oder
den Abstand der Hände variieren.

Lösen Sie die Anspannung und
setzen Sie die Übung wie oben beschrieben fort.

Wirkung
Beweglichkeit der Brustmuskulatur
Beweglichkeit des Schulter-Arm-
Bereichs

Varianten
▶ Wechseln Sie die Abstände zwischen den Händen, um verschiedene
Anteile der Brustmuskulatur zu trainieren. P2 legt die Hände P1 nicht auf die
Schultern, sondern auf die Oberarme.
▶ Übung ohne Partner: Stellen Sie
sich in Seitgrätschstellung vor eine
Wand (Zimmerecke) und setzen Sie die
Handflächen auf die Wand auf. Schieben Sie bei gestreckten Armen langsam Oberkörper und Schulter nach unten, die Hände bleiben fixiert.

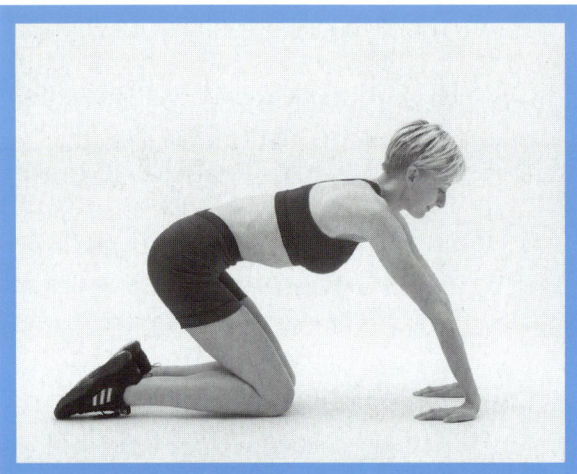

In Bankstellung strecken Sie die Arme ganz durch und rotieren sie, sodass die Finger nach hinten (zum Körper) zeigen. Die Hände liegen ganz auf dem Boden auf. Schieben Sie den Rumpf langsam rückwärts, die Hände bleiben am Boden fixiert, bis Sie den Dehnreiz wahrnehmen.

Lösen Sie die Anspannung und setzen Sie das Beweglichkeitstraining wie oben beschrieben fort.

PI Drücken Sie die Finger/Hände gegen den Boden.

Wirkung
Beweglichkeit der Unterarmvorderseite

Variante
▶ Versetzen Sie einen Arm vor Übungsbeginn weiter nach vorn. Diese Variante ist besonders dann sinnvoll, wenn die Beweglichkeit der Arme aufgrund der Sportart (z. B. Tennis) oder wegen des Berufs (Zahnarzt, Handwerk) stark differiert.

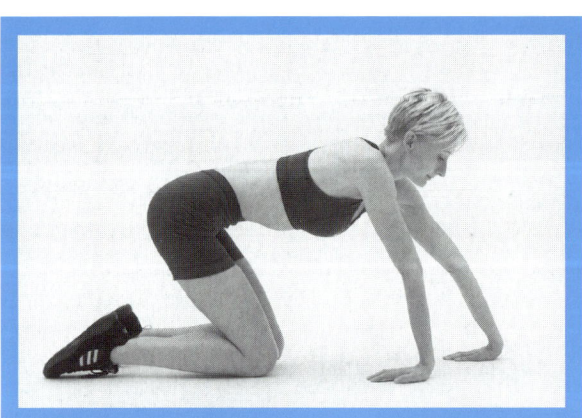

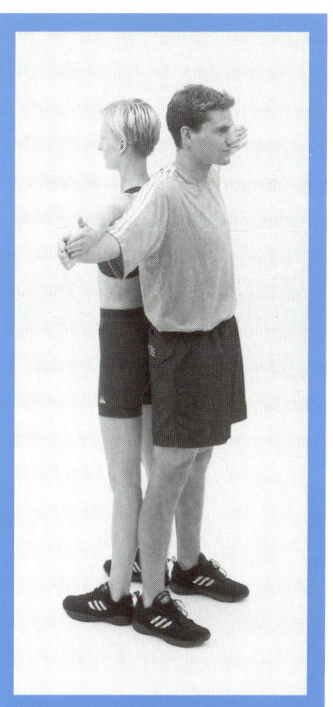

In Seitgrätschstellung stehen P1 und P2 Rücken an Rücken, die Arme sind in Schulterhöhe seitlich gestreckt, die Handflächen der Partner liegen aufeinander. Rotieren Sie in eine Richtung, bis Sie den Dehnreiz im Rumpf spüren.

> **P1** Drücken Sie die Handflächen gegeneinander (isometrische Anspannung).

Lösen Sie die Anspannung und wiederholen Sie das Beweglichkeitstraining wie oben beschrieben.
Wechseln Sie die Richtung (eventuell auch die Armstellung) und üben Sie gegengleich.

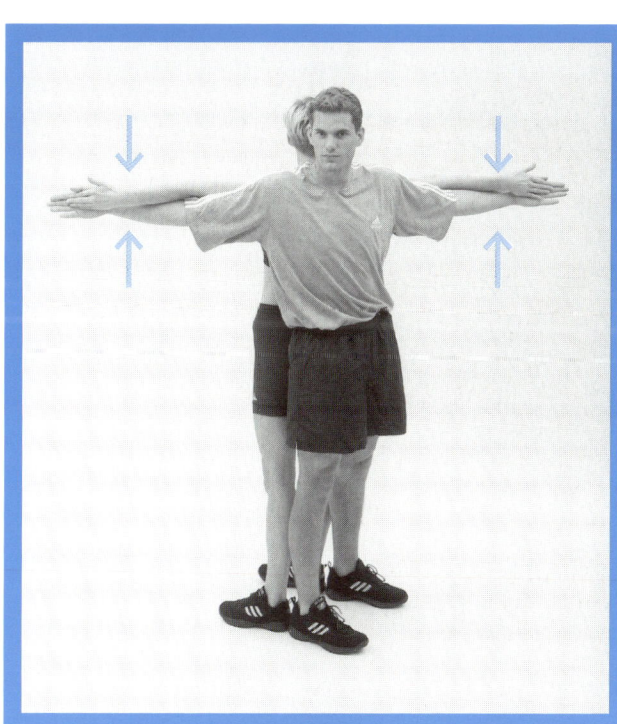

Wirkung
Beweglichkeit der Rumpfmuskulatur
Mobilisation der Wirbelsäule

> **!** Diese Übung ist auch mit unterschiedlichen Körpergrößen bzw. Armlängen durchführbar. Anstatt der Aufgabenstellung, gegen die Handflächen des Partners zu drücken (P1), sollen die Trainierenden die Arme gegeneinander drücken.

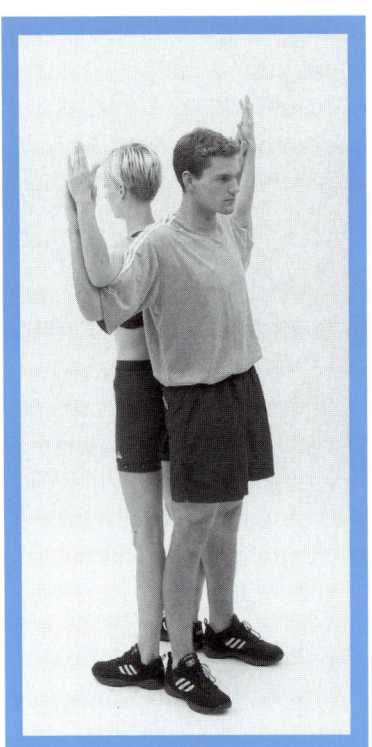

P1 und P2 stehen Rücken an Rücken und beugen die Arme, sodass die Unterarme rechtwinklig nach oben zeigen. Die Handflächen der Partner liegen aufeinander. Rotieren Sie in eine Richtung, bis Sie den Dehnreiz im Rumpf spüren.

P1 Drücken Sie die Handflächen gegeneinander, ohne dass eine Bewegung sichtbar ist (isometrische Anspannung).

Lösen Sie die Anspannung und wiederholen das Beweglichkeitstraining wie oben beschrieben.

Wechseln Sie die Richtung (eventuell auch die Armstellung) und üben Sie gegengleich.

Wirkung
Beweglichkeit der Rumpfmuskulatur
Mobilisation der Wirbelsäule

Variante
▶ *Sie können diese Übung auch im Sitzen durchführen.*

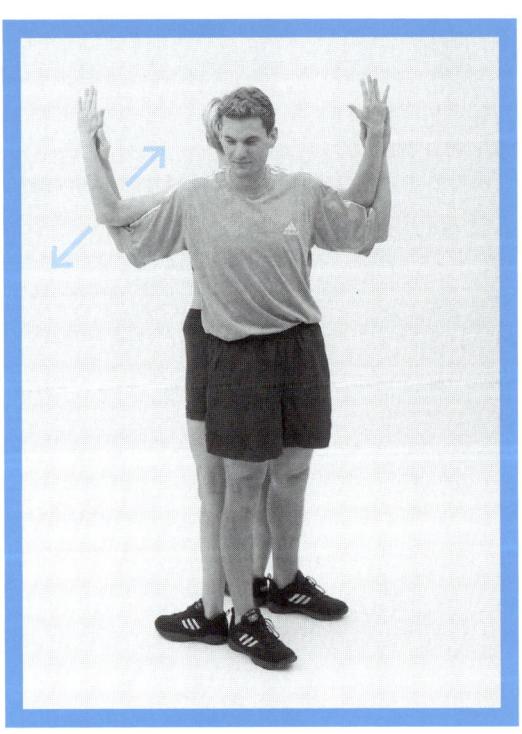

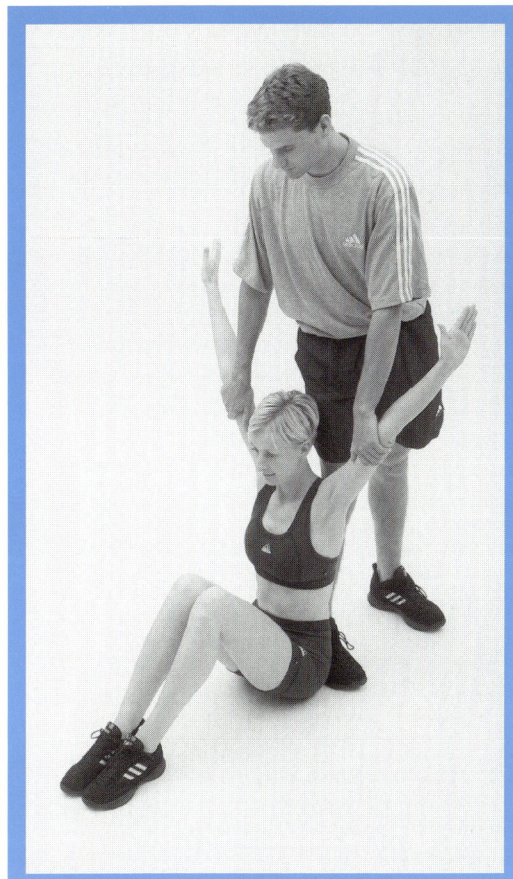

P1 streckt im Langsitz die Arme gut schulterbreit geöffnet in die Höhe, der Rücken ist gerade. P2 stellt sich seitlich hinter den Rücken von P1, fixiert mit einem Bein den Rücken von P1. P2 greift von innen die Oberarme und zieht die Arme langsam sanft nach oben-hinten, bis P1 mitteilt, dass der Dehnreiz ausreicht.

P1 P1 drückt die Arme in die Gegenrichtung, aber P2 hält die Arme fest, sodass keine Bewegung sichtbar ist (isometrische Anspannung).

Lösen Sie die Anspannung und wiederholen Sie das Beweglichkeitstraining langsam, wie oben beschrieben. P1 gibt ständig Rückmeldung, wie weit P2 das Beweglichkeitstraining fortsetzen soll.

Wirkung

Beweglichkeit der Schulter- und Armmuskulatur
Beweglichkeit der Brustmuskulatur

! Achten Sie auf den sicheren Griff am Oberarm und ziehen Sie die Arme nie schwungvoll nach hinten.

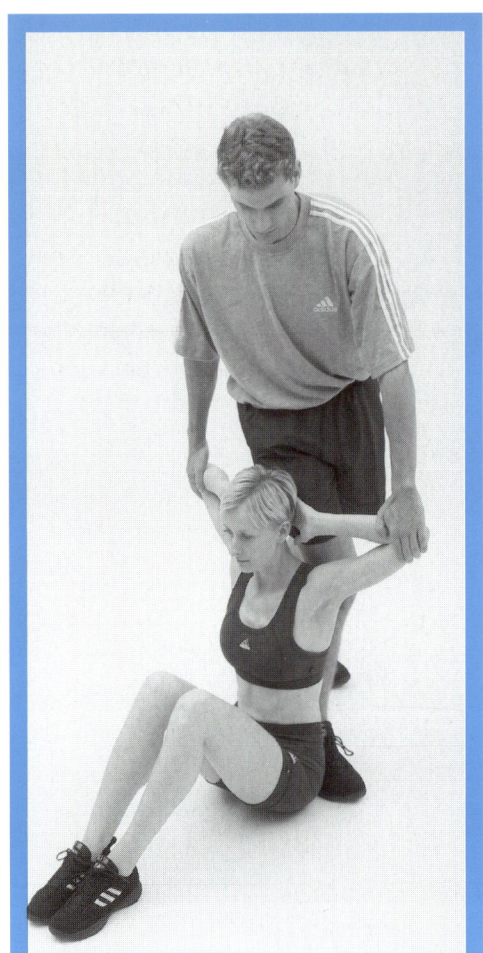

P1 führt im Langsitz die Hände in Nackenhalte, der Rücken ist gerade. P2 stellt sich seitlich hinter den Rücken von P1, fixiert mit einem Bein den Rücken von P1 und zieht die Arme langsam sanft nach hinten, bis P1 mitteilt, dass der Dehnreiz ausreicht.

> **P1** P1 drückt die Ellbogen gegen die haltenden Hände von P2, ohne dass eine Bewegung sichtbar ist (isometrische Anspannung).

Lösen Sie die Anspannung und wiederholen Sie das Beweglichkeitstraining langsam, wie oben beschrieben. P1 gibt ständig Rückmeldung, wie weit P2 das Beweglichkeitstraining fortsetzen soll.

Wirkung

Beweglichkeit der Brustmuskulatur
Beweglichkeit der Schulter- und Armmuskulatur

Mobilisation

In Rückenlage führen Sie die Arme gestreckt auf Schulterhöhe in Seithalte. Die Handflächen liegen auf dem Boden auf. Rotieren Sie langsam das Becken und die Beine, bis das Becken senkrecht nach oben zeigt. Die Schultern sollen sich dabei nicht vom Boden lösen.

> **PI** Drücken Sie die Handflächen und das Becken gegen den Boden.

Wirkung
Mobilisation der Wirbelsäule
Beweglichkeit der Rumpfmuskulatur

Lösen Sie die Anspannung und setzen Sie das Beweglichkeitstraining vorsichtig wie oben beschrieben fort. Üben Sie die andere Seite entsprechend.

> **!** Mobilisieren Sie sanft den Rumpfbereich beim ersten Durchgang, bevor Sie das Beweglichkeitstraining mittels des PI-EFFEKTs im zweiten Durchgang steigern.

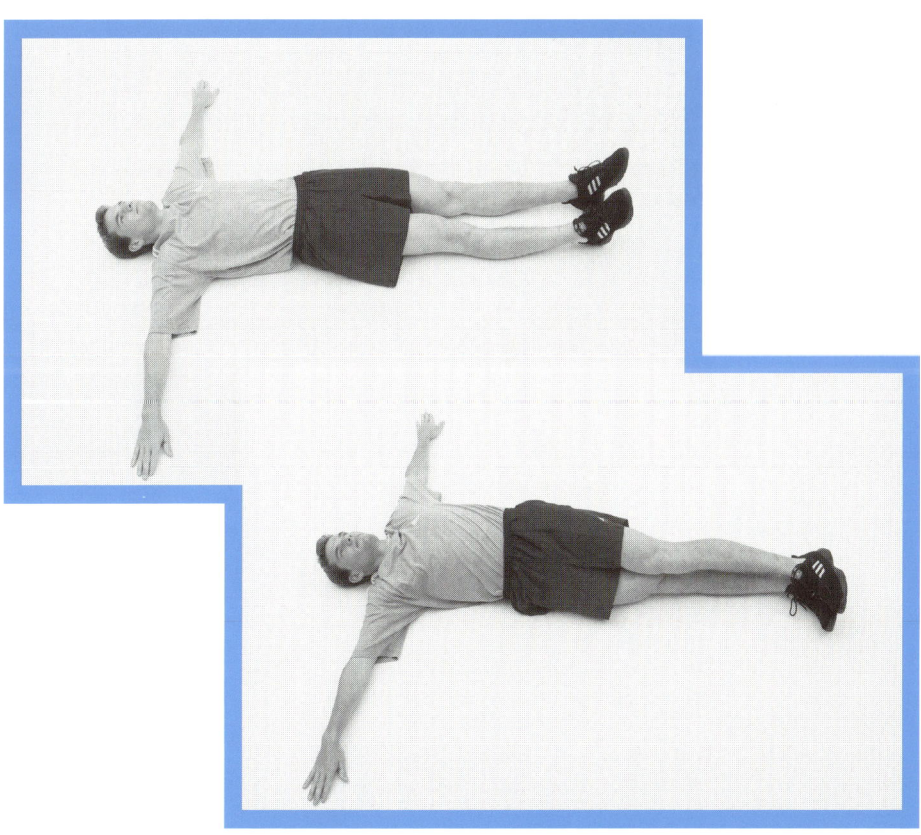

Mobilisation

In schulterbreit geöffneter Kniestellung setzen Sie sich auf die Unterschenkel. Führen Sie beide Arme gestreckt und gut schulterbreit geöffnet vor den Körper und legen Sie die Handflächen auf den Boden. Drücken Sie die Schultern sanft nach hinten-unten, ohne die Hände vom Boden zu lösen.

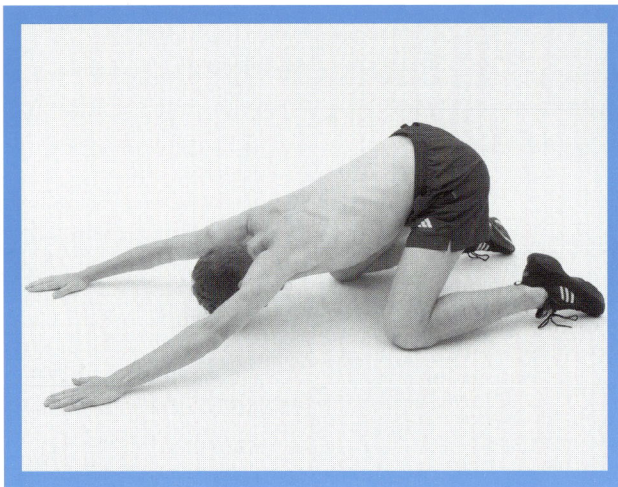

> **PI** Drücken Sie Handflächen und Arme gegen den Boden.

Lösen Sie die Anspannung und setzen Sie das Beweglichkeitstraining wie oben beschrieben fort.

Wirkung

Mobilisation und Beweglichkeit der Schulter- und Armmuskulatur
Mobilisation und Beweglichkeit der Rumpfmuskulatur

Varianten

▶ *Drücken Sie abwechselnd die rechte und die linke Schulter sanft nach hinten-unten.*
▶ *Setzen Sie die Arme leicht versetzt auf, bevor Sie wie beschrieben üben.*

> **!** Die Fußspitzen sollen geradlinig nach hinten zeigen.
> Mobilisieren Sie sanft den Rumpf- und Arm-Schulter-Bereich beim ersten Durchgang, bevor Sie die Beweglichkeit mittels des PI-EFFEKTs im zweiten Durchgang steigern.

In schulterbreit geöffneter Kniestellung setzen Sie sich auf die Unterschenkel. Führen Sie beide Arme gestreckt vor den Körper und legen Sie die gesamte Handfläche von einer Hand auf den Boden. Die andere Hand liegt auf der unteren. Drücken Sie Schultern und Arme sanft nach hinten-unten, ohne die Hände vom Boden zu lösen.
Wechseln Sie die untere Hand und wiederholen Sie die Übung gegengleich.

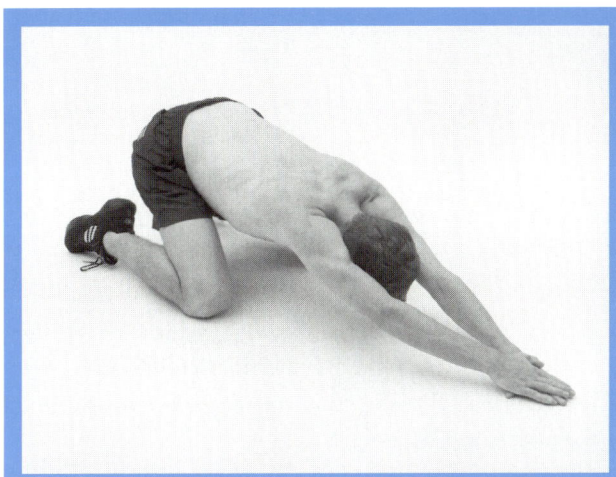

PI Drücken Sie Hände und Arme gegen den Boden (isometrische Anspannung).

Lösen Sie die Anspannung und setzen Sie das Beweglichkeitstraining wie oben beschrieben fort.

Wirkung

Mobilisation und Beweglichkeit der Schulter- und Armmuskulatur
Mobilisation und Beweglichkeit der Rumpfmuskulatur

Varianten

▶ *Drücken Sie abwechselnd die rechte und die linke Schulter sanft nach hinten-unten.*
▶ *Setzen Sie die Arme versetzt auf, bevor Sie wie beschrieben üben.*

! Die Fußspitzen sollen geradlinig nach hinten zeigen.
Mobilisieren Sie sanft den Rumpf- und Arm-Schulter-Bereich beim ersten Durchgang, bevor Sie die Beweglichkeit mittels des PI-EFFEKTs im zweiten Durchgang steigern.

In schulterbreit geöffneter Kniestellung setzen Sie sich auf die Unterschenkel. Führen Sie beide Arme gestreckt vor den Körper und legen Sie die gesamte Handfläche von einer Hand auf den Boden. Die andere Hand liegt auf der unteren. Drücken Sie Schultern und Arme sanft nach hinten-unten, rotieren Sie die Schulter langsam nach links und nach rechts, ohne die Hände vom Boden zu lösen.

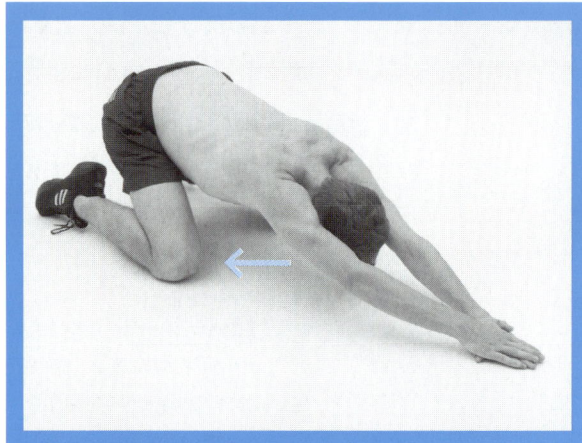

PI Drücken Sie Hände und Arme gegen den Boden (isometrische Anspannung) und die Schulterblätter sanft nach oben

Lösen Sie die Anspannung und setzen Sie das Beweglichkeitstraining wie oben beschrieben fort.
Wechseln Sie die untere Hand und wiederholen Sie die Übung nach rechts.

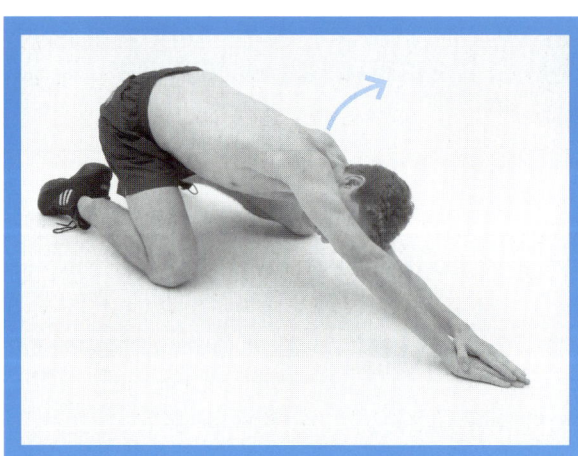

Wirkung
Mobilisation und Beweglichkeit der Schulter- und Armmuskulatur
Mobilisation und Beweglichkeit der Rumpfmuskulatur

Varianten
▶ Drücken Sie abwechselnd die rechte und die linke Schulter sanft nach hinten-unten.
▶ Setzen Sie die Arme seitlich leicht versetzt auf, bevor Sie wie beschrieben üben.

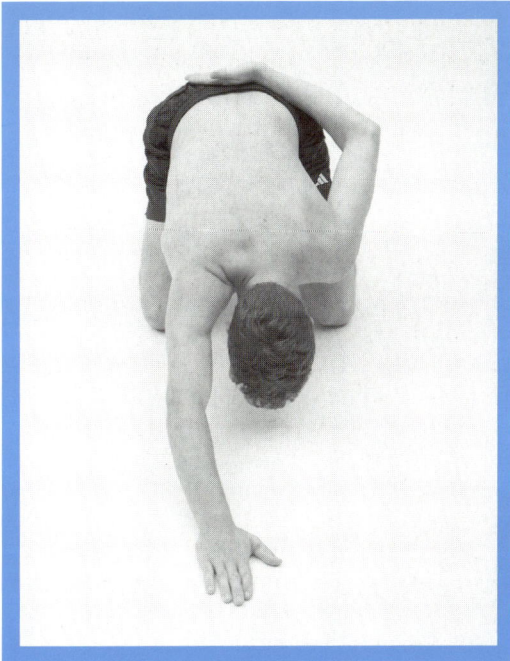

In schulterbreit geöffneter Kniestellung setzen Sie sich auf die Unterschenkel. Führen Sie einen Arm gestreckt vor den Körper und legen Sie die gesamte Handfläche auf den Boden. Drücken Sie die Schulter des vorderen Armes sanft nach hinten-unten.

PI Wenn der Dehnreiz deutlich spürbar ist, drückt die vordere Hand gegen den Boden und der Schulterbereich nach oben.

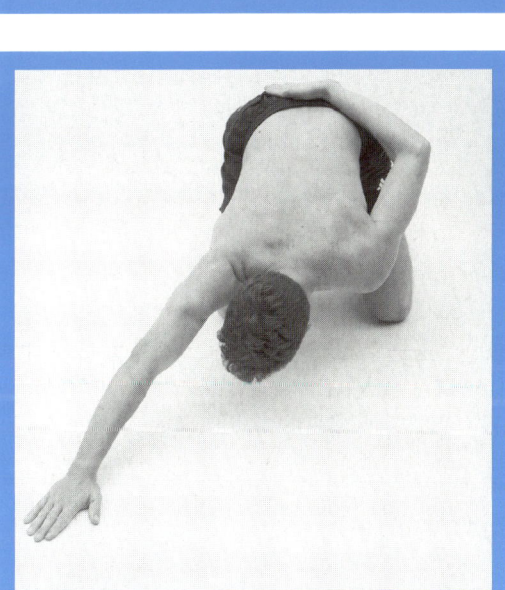

Lösen Sie die Anspannung und setzen Sie das Beweglichkeitstraining wie oben beschrieben sanft fort.
Wiederholen Sie die Übung mit dem anderen Arm gegengleich.

Wirkung
Mobilisation und Beweglichkeit der Schulter- und Armmuskulatur
Mobilisation und Beweglichkeit der Rumpfmuskulatur

Variante
▶ Setzen Sie den vorderen Arm ca. 45 Grad versetzt auf.
▶ Rotieren Sie den Oberkörper nach innen bzw. außen.

! Die Fußspitzen sollen geradlinig nach hinten zeigen.

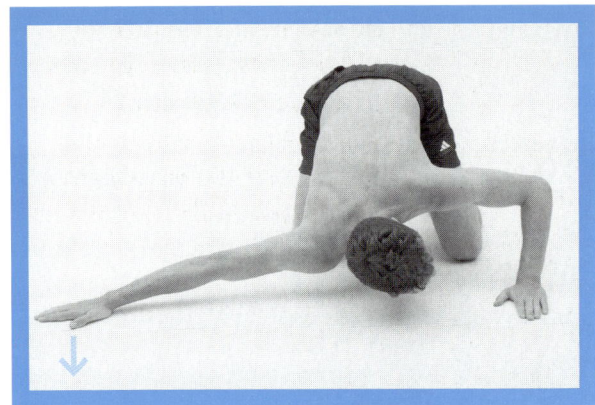

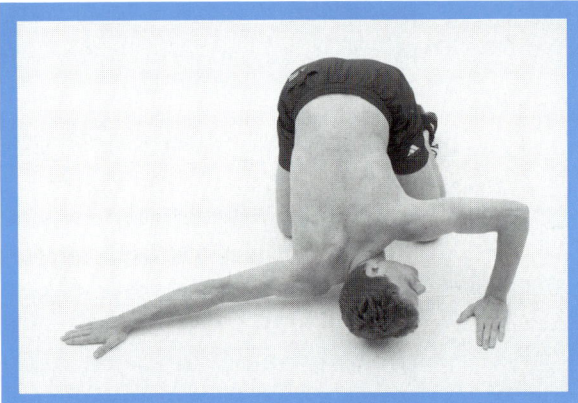

In schulterbreit geöffneter Bankstellung führen Sie einen Arm in Schulterhöhe seitlich und legen die gesamte Handfläche auf den Boden. Die andere Hand stützt in Höhe der Schulterachse. Drücken Sie die Schulter der ausgestellten Hand sanft in Richtung stützende Hand und rotieren Sie die Schulter langsam nach oben, ohne die Hand vom Boden zu lösen.

P I Wenn der Dehnreiz deutlich spürbar ist, drücken Sie die Hand / den Arm gegen den Boden.

Lösen Sie die Anspannung und setzen Sie das Beweglichkeitstraining wie oben beschrieben sanft fort.
Üben Sie mit dem anderen Arm entsprechend.

Wirkung

Mobilisation und Beweglichkeit der Schulter-Arm-Muskulatur
Beweglichkeit der Brustmuskulatur

Variante

► *Setzen Sie die Arme nach unten bzw. oben versetzt auf dem Boden auf.*

! Diese Übung ist nur eingeschränkt empfehlenswert, wenn Sie sich akut die Schulter ausgekugelt haben (Luxation).
Die Fußspitzen sollen geradlinig nach hinten zeigen.
Üben Sie nicht ruckartig.

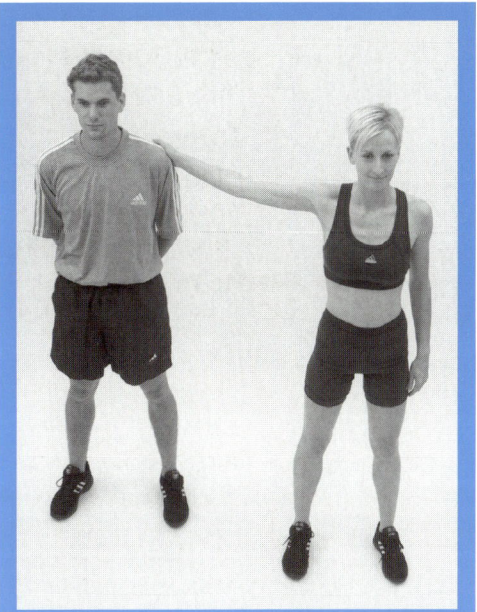

P1 stellt sich ca. 0,5–1 m schräg seitlich vor P2. P1 führt den Arm gestreckt nach hinten zur Schulter (zum Oberarm) von P2 und rotiert die Schulter des ausgestellten Armes nach vorn-außen, bis P1 den Dehnreiz spürt.

> **P1** P1 drückt die Handfläche/den Arm gegen die Schulter (den Oberarm) von P2, ohne dass wirklich eine Bewegung sichtbar ist (isometrische Anspannung).

P1 löst die Anspannung und setzt das Beweglichkeitstraining wie oben beschrieben fort.
Üben Sie die andere Armseite gegengleich.

Wirkung
Mobilisation und Beweglichkeit der Schulter- und Armmuskulatur
Beweglichkeit der Brustmuskulatur

Varianten
▶ P1 versetzt den Arm höher bzw. tiefer zu P2.
▶ (Variante ohne Partner) Stellen Sie sich ca. 0,5 m seitlich neben eine Wand, führen Sie den der Wand zugewandten Arm schulterhoch gestreckt nach hinten und legen Sie die Handfläche auf die Wand. Rotieren Sie die Schulter des ausgestellten Armes nach vorn-außen, bis Sie den Dehnreiz spüren.

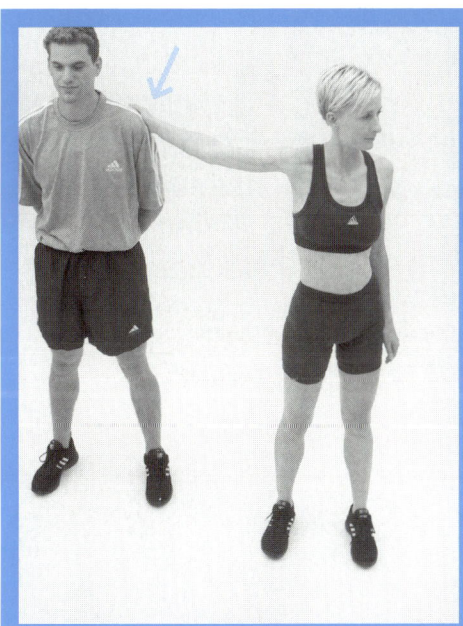

> **P1** Drücken Sie die Handfläche gegen die Wand (isometrische Anspannung).

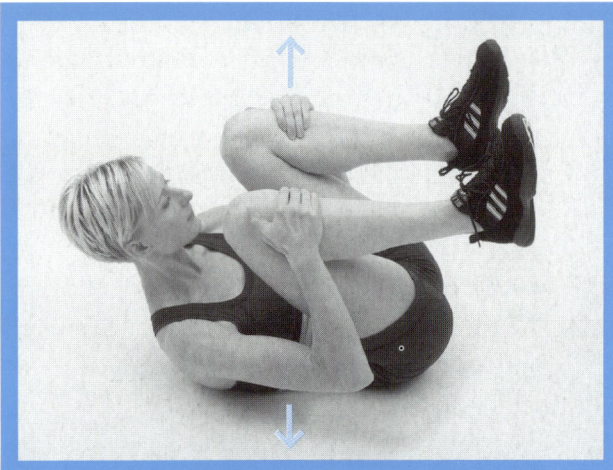

In Rückenlage beugen Sie geradlinig beide Beine zum Oberkörper und schieben langsam den Kopf zwischen die Beine nach vorn-unten.

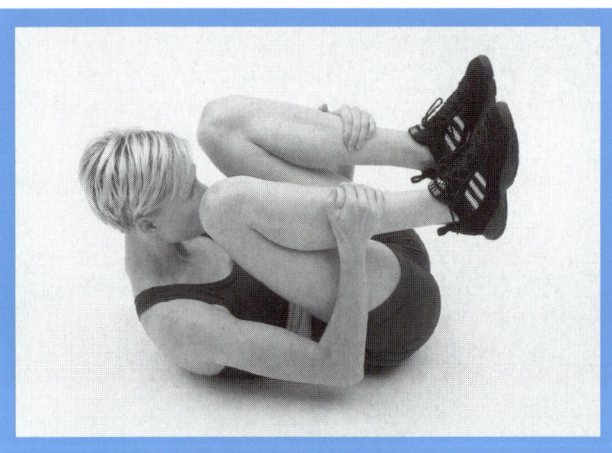

PI Drücken Sie die Unterschenkel gegen die Hände und den Lendenwirbelsäulenbereich gegen den Boden, ohne dass wirklich eine Bewegung sichtbar ist (isometrische Anspannung).

Lösen Sie die Anspannung und wiederholen Sie das Beweglichkeitstraining.

Wirkung

Mobilisation des gesamten Rumpfbereichs

Beweglichkeit der Rückenmuskulatur (Rückenstrecker)

Entlastung der Bandscheiben

! Empfehlenswert wäre nach dieser Übung eine Streckung der Wirbelsäule und eine damit verbundene Entlastung der Bandscheiben.
Strecken Sie die Beine geradlinig nach unten und die Arme senkrecht über den Kopf. Werden Sie so groß wie möglich. Lösen Sie die Körperstreckung auf und liegen Sie ein paar Sekunden völlig entspannt; atmen Sie dabei bewusst und ruhig über Nase und Mund tief ein und lange aus.

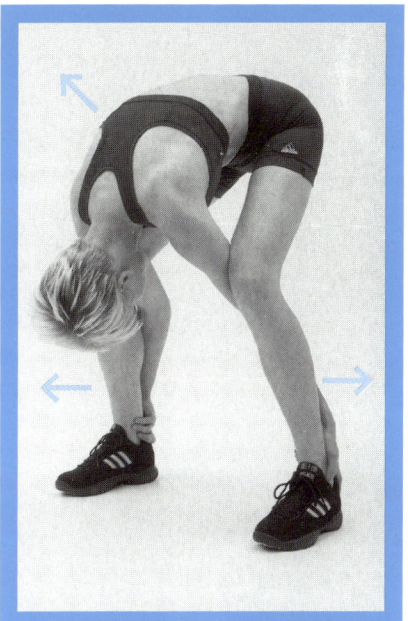

Beugen Sie aus der gut geöffneten Seit-grätschstellung den Oberkörper nach vorn-unten und lassen Sie die Arme zwischen den Knien entspannt baumeln. Die Hände greifen anschließend von innen die Unterschenkel und ziehen den «runden» Oberkörper zwischen den Beinen sanft nach unten. Der Kopf darf dabei «eingerollt» werden.
Lösen Sie die Anspannung und wiederholen Sie das Beweglichkeitstraining.

> **PI** Drücken Sie die Unterarme gegen die Beine und den Rücken nach oben, ohne dass wirklich eine Bewegung sichtbar ist (die Hände fixieren am Unterschenkel).

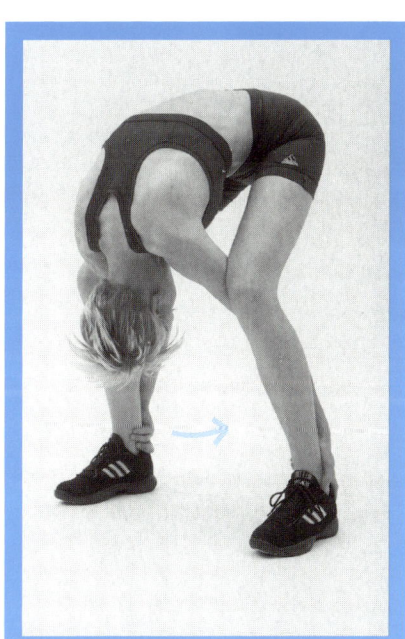

Lockern Sie nach einem Durchgang die Arme, Schultern und Rumpf.

Wirkung
Mobilisation des gesamten Rumpfbereichs
Beweglichkeit der Rückenmuskulatur (Rückenstrecker)
Entlastung der Bandscheiben

Variante
▶ *Sie können diese Übung auch auf einem Stuhl sitzend durchführen.*

> **!** Empfehlenswert wäre nach dieser Übung eine Streckung der Wirbelsäule und des Rumpfes in die Höhe. Dabei kann die Wirbelsäule bewusst Wirbel für Wirbel aufgerichtet werden.
> Tipp: Der gezielte Einsatz der Atmung fördert bei dieser Übung die Regeneration und den Stressabbau. Die Übenden sollen, wenn sie sich «hängen lassen», intensiv und ganz ausatmen. Beim Aufrichten sollen die Übenden möglichst über Nase und Mund kurz und tief einatmen.

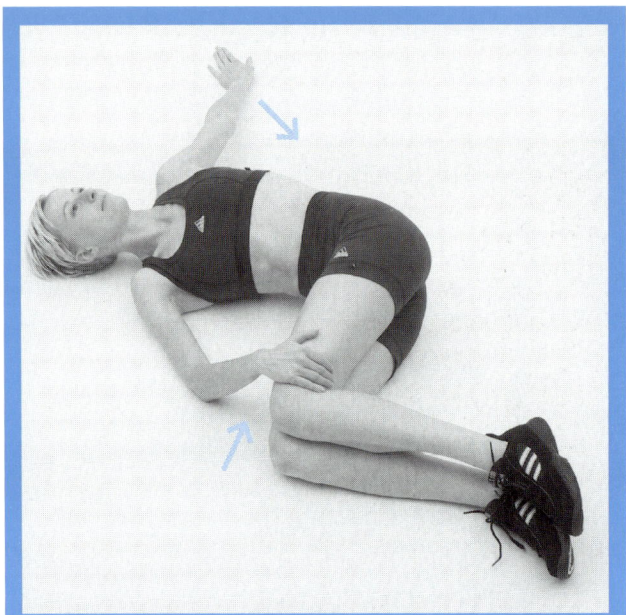

Mobilisation

In Seitlage winkeln Sie beide Beine ca. 90 Grad an und fixieren die Knie mit dem unteren Arm. Führen Sie langsam die Schultern und den oberen Arm rückwärts zum Boden.

PI Drücken Sie die Knie gegen die haltende Hand, das Gesäß und, wenn möglich, den freien Arm gegen den Boden, ohne dass wirklich eine Bewegung sichtbar ist (isometrische Anspannung).

Lösen Sie die Anspannung und führen Sie das Beweglichkeitstraining wie oben beschrieben sanft weiter.
Wiederholen Sie die Übung auf der anderen Seite gegengleich.

! Mobilisieren Sie sanft den Rumpfbereich beim ersten Durchgang, bevor Sie das Beweglichkeitstraining mittels des PI-EFFEKTs im zweiten Durchgang steigern.

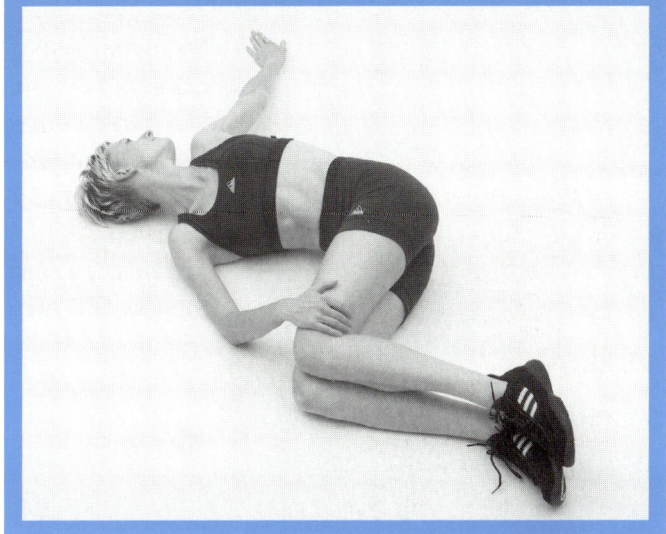

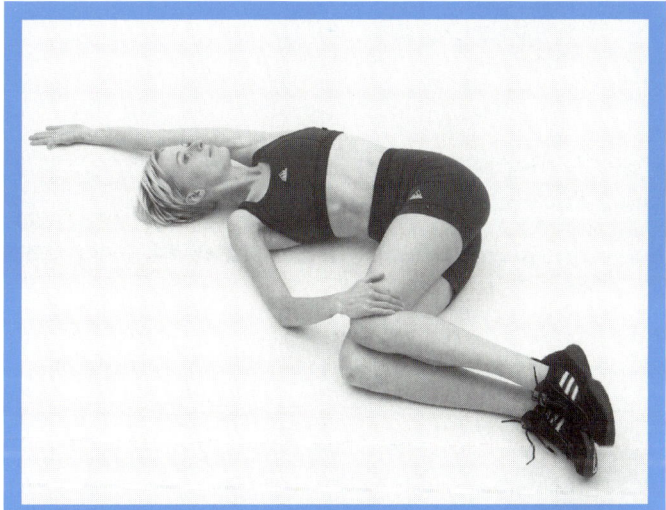

Wirkung

Mobilisation der Rumpfmuskulatur und der Wirbelsäule
Beweglichkeit der Rückenmuskulatur

Varianten

▶ *Drehen Sie den Kopf in der Endposition der Mobilisation in die Gegenrichtung*
zu den Knien.
▶ *Strecken Sie den freien Arm am Boden über den Kopf. Die Schultern und der obere*
Rumpf sollen sich während der Übung möglichst nicht vom Boden lösen.

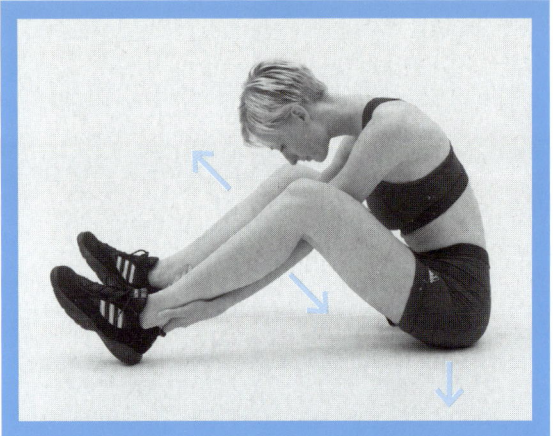

Winkeln Sie aus dem Langsitz die Beine an und beugen Sie den Oberkörper nach vorn. Lassen Sie die Arme zwischen den Knien entspannt baumeln. Die Hände ergreifen anschließend von innen nach außen die Unterschenkel und ziehen den «runden» Oberkörper zwischen den Beinen sanft nach unten-hinten. Der Kopf darf dabei «eingerollt» werden.

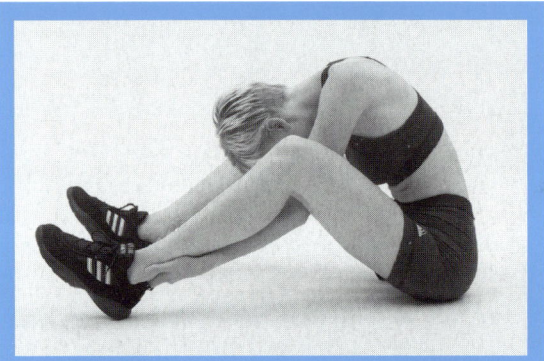

PI Drücken Sie die Schultern nach oben und die Arme gegen die Unterschenkel, ohne dass wirklich eine Bewegung sichtbar ist (isometrische Anspannung).

Lösen Sie die Anspannung und setzen Sie das Beweglichkeitstraining wie oben beschrieben fort.

PI Drücken Sie mit dem Gesäß gegen die Wand und die Arme gegen die Unterschenkel, ohne dass wirklich eine Bewegung sichtbar ist (isometrische Anspannung).

Wirkung
Mobilisation des gesamten Rumpfbereichs Beweglichkeit der Rückenmuskulatur (Rückenstrecker) Entlastung der Bandscheiben

Variante an einer Wand
▶ Lehnen Sie sich mit dem Gesäß an eine Wand und beugen Sie aus der gut geöffneten Seitgrätschstellung den Oberkörper nach vorn-unten. Lassen Sie die Arme zwischen den Knien entspannt baumeln. Die Hände greifen anschließend von innen die Unterschenkel und ziehen den «runden» Oberkörper zwischen den Beinen sanft nach unten-hinten. Der Kopf darf dabei «eingerollt» werden.

In Rückenlage beugen Sie das linke Bein. Der linke Arm liegt in Hochhalte neben dem Kopf. Die rechte Hand führt das linke Bein über das rechte, gestreckt am Boden liegende Bein seitlich.

Lösen Sie die Anspannung und setzen Sie das Beweglichkeitstraining wie oben beschrieben sanft fort. Wiederholen Sie die Übung auf der anderen Seite gegengleich.

PI Wenn der Dehnreiz spürbar ist, drückt das linke Bein gegen die rechte Hand und das Gesäß und der Rücken gegen den Boden, ohne dass eine Bewegung sichtbar ist (isometrische Anspannung).

ÜBUNG

46

Rumpfmuskulatur

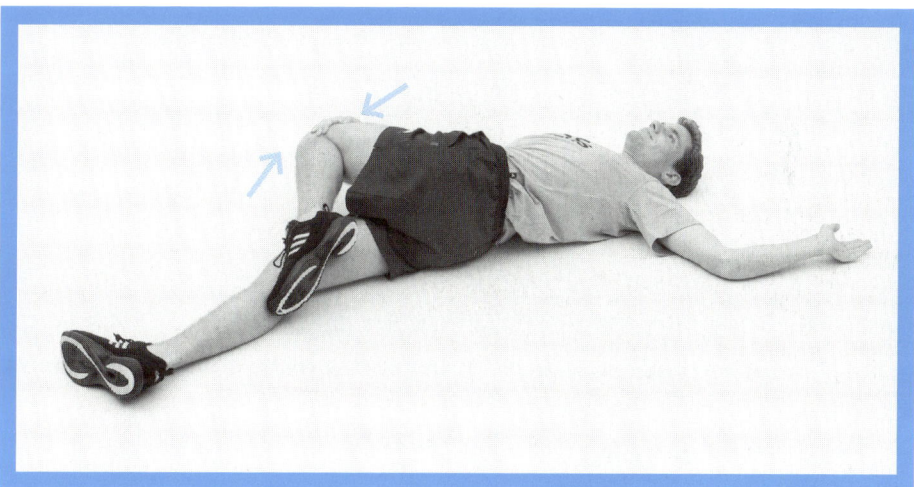

Wirkung

Mobilisation der Rumpfmuskulatur

Mobilisation der Wirbelsäule

Beweglichkeit der unteren Rücken- und Gesäßmuskulatur

Variante

▶ *Strecken Sie in der Endposition den freien Arm weiter nach oben. Die Schultern und der obere Rumpf sollen sich während des Beweglichkeitstrainings möglichst nicht vom Boden lösen.*

Mobilisation

Führen Sie in Rückenlage die angewinkelten Beine langsam seitlich
zum Boden. Die Arme liegen leicht
gebeugt in Hochhalte über dem Kopf.

PI Drücken Sie die Knie gegeneinander und drücken Sie zudem Gesäß
sowie den oberen Rumpfbereich
gegen den Boden, ohne dass wirklich
eine Bewegung sichtbar ist (isometrische Anspannung).

Lösen Sie die Anspannung und führen
Sie das Beweglichkeitstraining (eventuell mit Varianten) sanft fort. Versuchen
Sie die Knie dabei mehr zur Schulter hin
zu beugen.

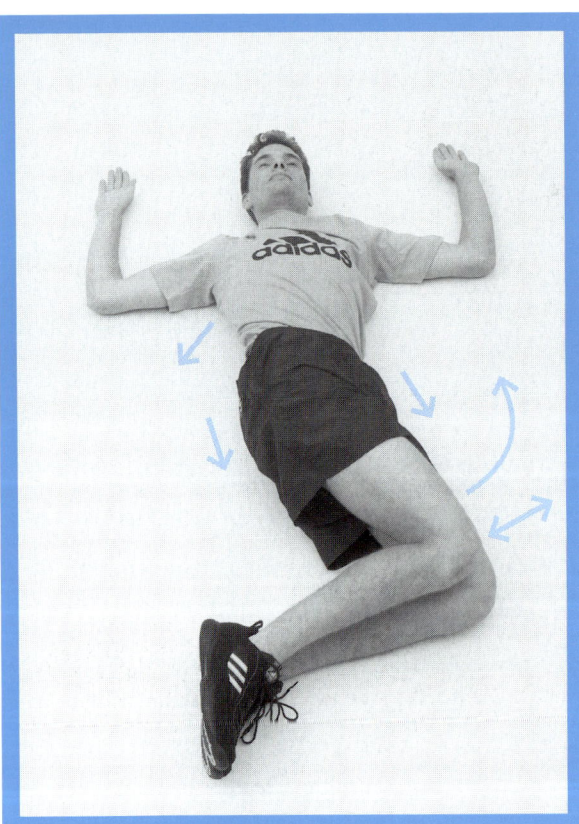

Wiederholen Sie die
Übung auf der anderen
Seite gegengleich.

Wirkung

Mobilisation der Rumpf-
muskulatur und der Wirbelsäule
Beweglichkeit der Rücken-
muskulatur

! Mobilisieren Sie sanft
den Rumpfbereich
beim ersten Durch-
gang, bevor Sie das Be-
weglichkeitstraining
mittels des PI-EFFEKTs
im zweiten Durchgang
steigern.

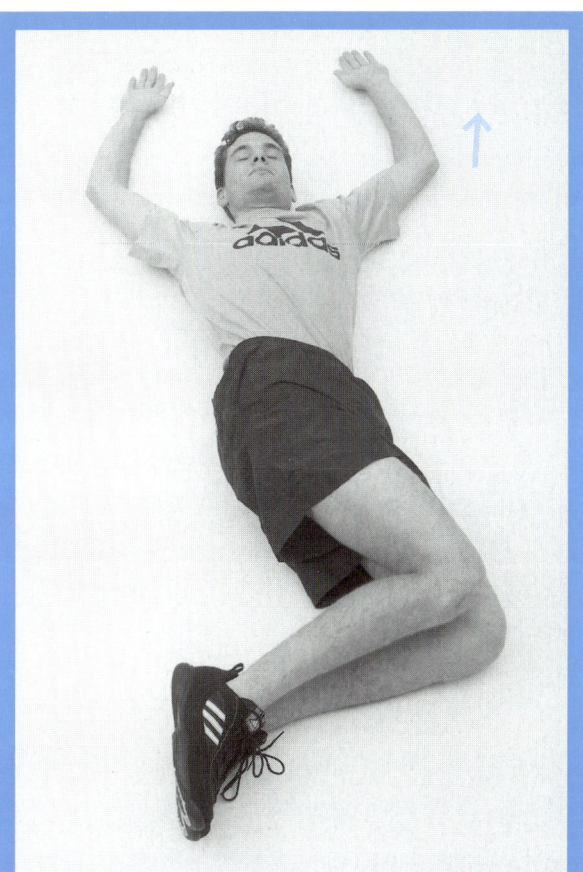

Varianten

▶ Drehen Sie den Kopf in der Endposition der Mobilisation in die Gegenrichtung zu den Knien.

▶ Schieben Sie die Arme am Boden über dem Kopf nach oben. Die Schultern und der obere Rumpf sollen sich während des Beweglichkeitstrainings möglichst nicht vom Boden lösen.

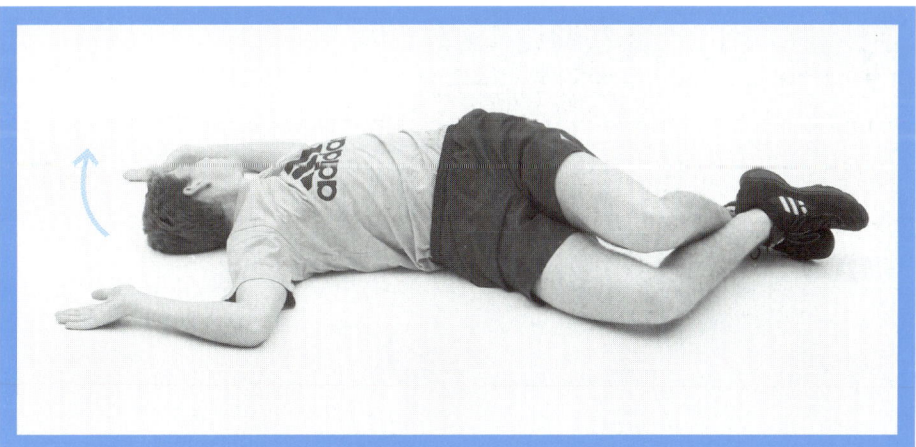

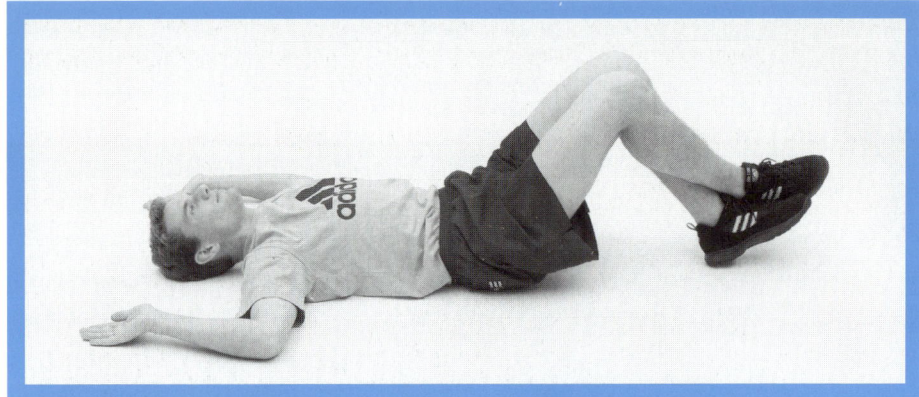

In Rückenlage legen Sie ein Bein über das andere, am Boden angewinkelt stehende Bein. Die Arme liegen in Tiefhalte (bzw. neben dem Kopf) am Boden. Das obere Bein drückt beide Beine langsam seitlich.

PI Wenn der Dehnreiz spürbar ist, drücken Sie beide Beine gegeneinander und das Gesäß sowie den oberen Rumpfbereich gegen den Boden, ohne dass eine Bewegung sichtbar ist.

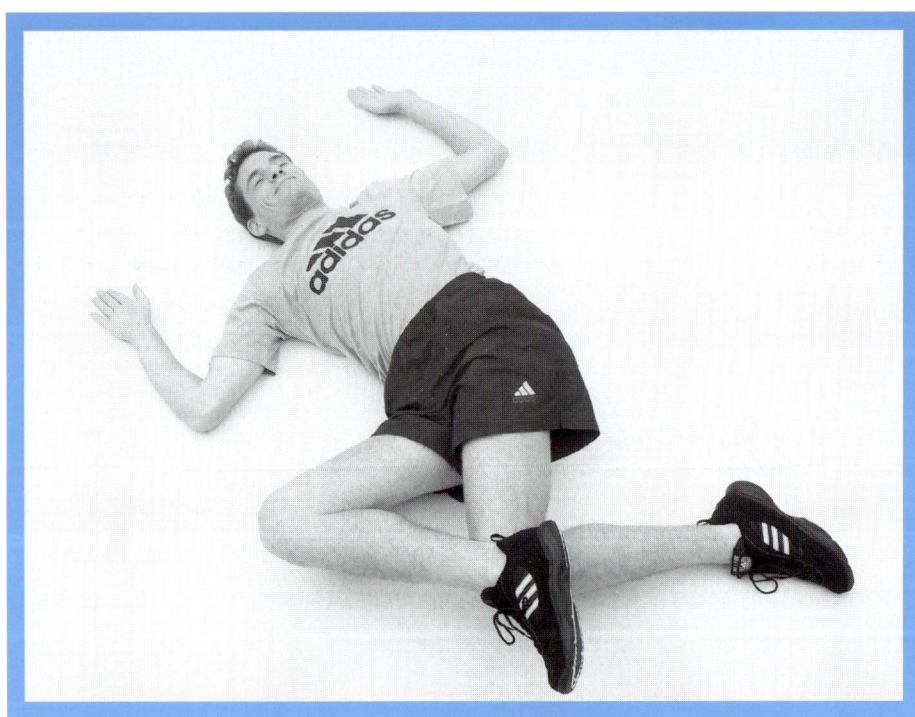

Lösen Sie die Anspannung und setzen Sie das Beweglichkeitstraining wie oben beschrieben sanft fort. Versuchen Sie die Knie dabei mehr zur Schulter hin zu beugen.
Wiederholen Sie die Übung auf der anderen Seite gegengleich.

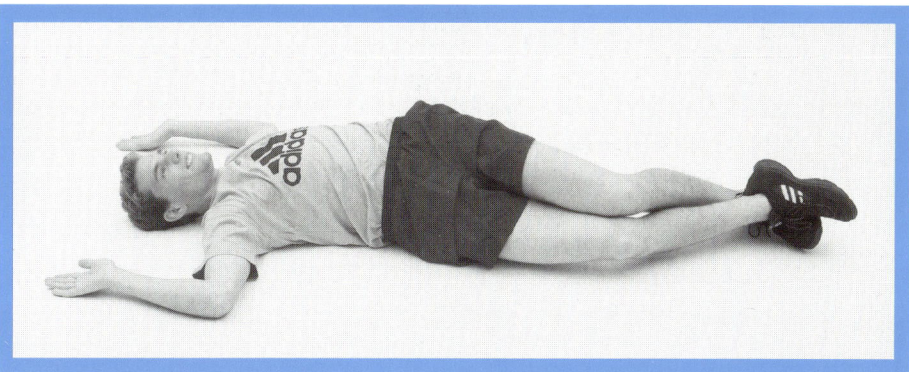

Wirkung

Mobilisation der Rumpfmuskulatur
Mobilisation der Wirbelsäule
Beweglichkeit der unteren Rücken- und Gesäßmuskulatur

Varianten

▶ Strecken Sie in der Ausgangsposition die Arme über den Kopf auf den Boden.
▶ Strecken Sie die angewinkelten Beine etwas mehr durch, um andere Anteile der Rückenmuskulatur zu trainieren. Die Schultern und der obere Rumpf sollen sich während der Übung möglichst nicht vom Boden lösen.

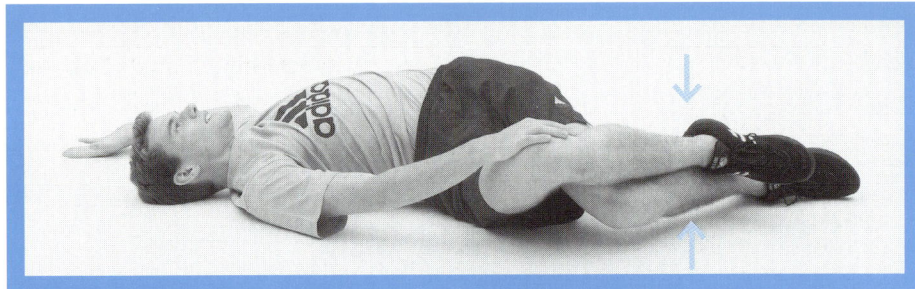

In Rückenlage legen Sie ein Bein über das andere, am Boden angewinkelt stehende Bein. Der linke Arm liegt in Hochhalte neben dem Kopf. Die rechte Hand drückt sanft beide Beine seitlich.

PI Wenn der Dehnreiz spürbar ist, drücken Sie sowohl beide Beine gegeneinander als auch gegen die rechte Hand, sowie das Gesäß und den Rumpf gegen den Boden, ohne dass eine Bewegung sichtbar ist (isometrische Anspannung).

Lösen Sie die Anspannung und setzen Sie das Beweglichkeitstraining wie oben beschrieben sanft fort.
Wiederholen Sie die Übung auf der anderen Seite gegengleich.

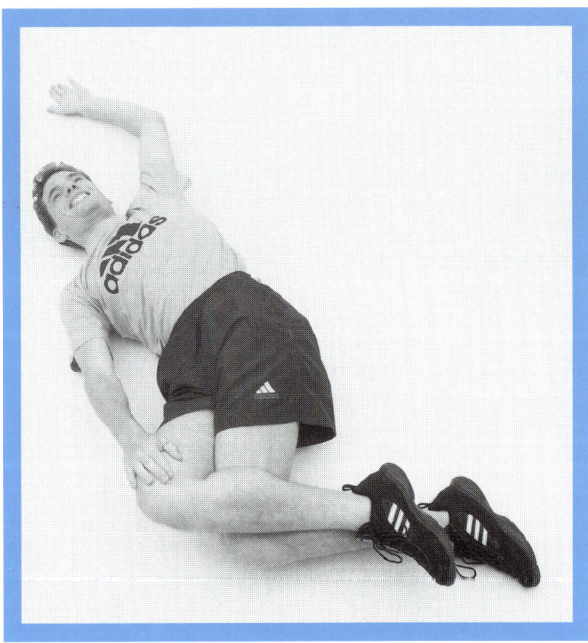

Variante
▶ *Strecken Sie in der Endposition den freien Arm weiter nach oben oder diagonal in die Gegenrichtung zu den Knien. Die Schultern und der obere Rumpf sollen sich während des Beweglichkeitstrainings möglichst nicht vom Boden lösen.*

Wirkung
Mobilisation der Rumpfmuskulatur
Mobilisation der Wirbelsäule
Beweglichkeit der unteren Rücken- und Gesäßmuskulatur

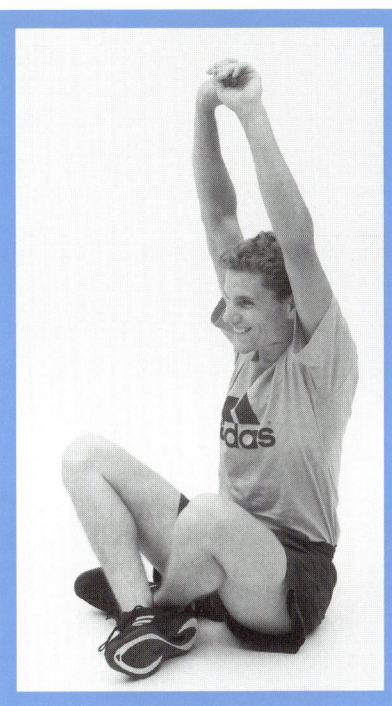

Mobilisation / Entspannung

Richten Sie im Schneidersitz den Rumpf ganz auf, führen Sie die Arme über den Kopf und strecken Sie die Hände maximal in die Höhe.

PI Ziehen Sie die Arme auseinander, dabei fixieren die Hände die Position, sodass keine Bewegung sichtbar ist (isometrische Anspannung).

Lösen Sie die Anspannung und setzen Sie das Beweglichkeitstraining wie oben beschrieben sanft fort.
Entspannen Sie die Muskulatur, indem Sie die Wirbelsäule Wirbel für Wirbel «einrollen». Lassen Sie das gesamte Körpergewicht fallen.

! Üben Sie nicht ruckartig.

Wirkung

Beweglichkeit der Rückenmuskulatur
Mobilisation der Wirbelsäule

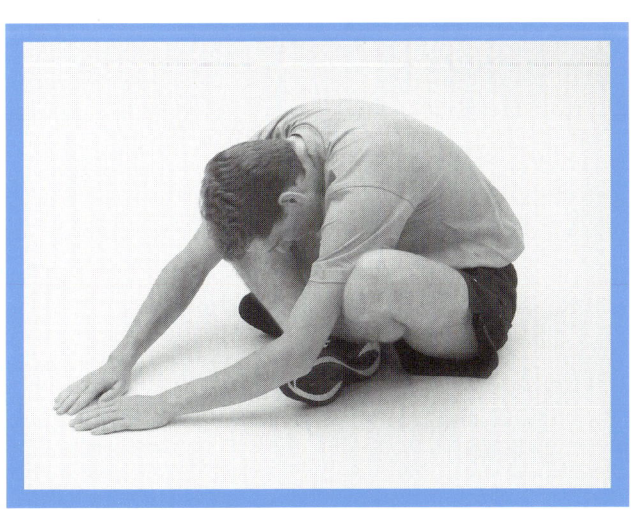

Strecken Sie in Rückenlage maximal die Arme über den Kopf und schieben Sie die Beine nach unten.

> **PI** Drücken Sie die Hände, den Rücken, das Gesäß und die Fersen gegen den Boden (isometrische Anspannung).

Lösen Sie die Anspannung und setzen Sie die Übung (Streckung) wie oben beschrieben fort.

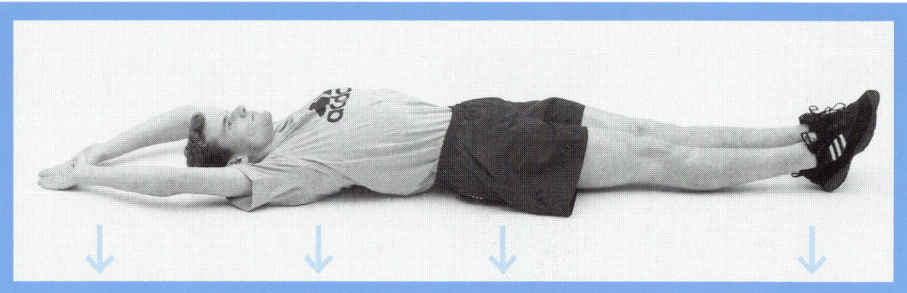

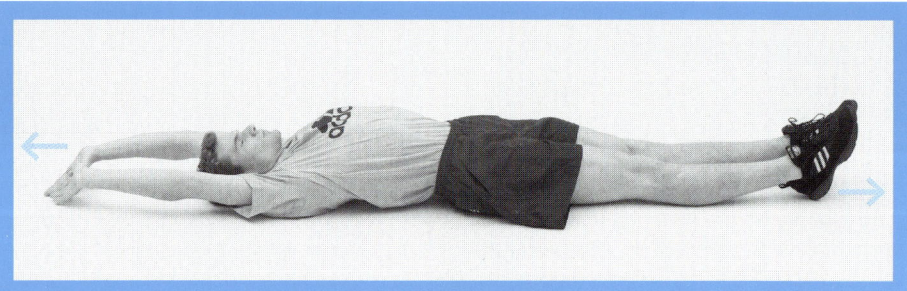

Wirkung
Beweglichkeit der Rumpfmuskulatur
Entlastung der (Wirbelsäule) Bandscheiben

Variante
▶ *Strecken Sie die Arme über den Kopf mehr seitlich nach oben.*

In Rückenlage winkeln Sie beide Beine an und führen die gebeugten Beine über den Kopf in Richtung Boden.

P1 Umgreifen Sie über dem Kniegelenk die Oberschenkelrückseite und drücken Sie die Beine gegen die haltenden Hände, ohne dass eine Bewegung sichtbar ist (isometrische Anspannung).

Lösen Sie die Anspannung und setzen Sie das Beweglichkeitstraining wie oben beschrieben sanft fort.

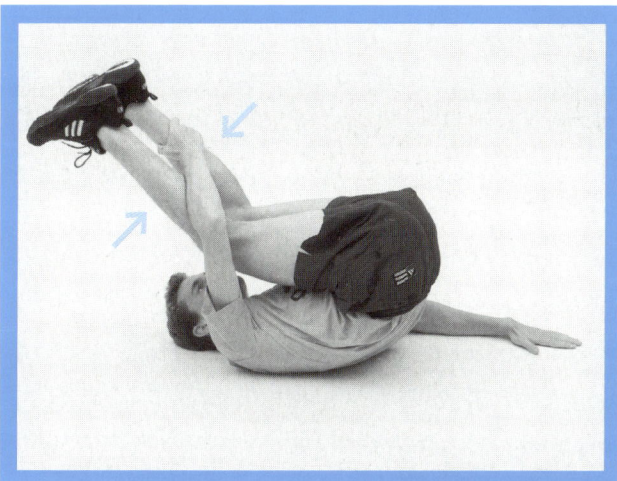

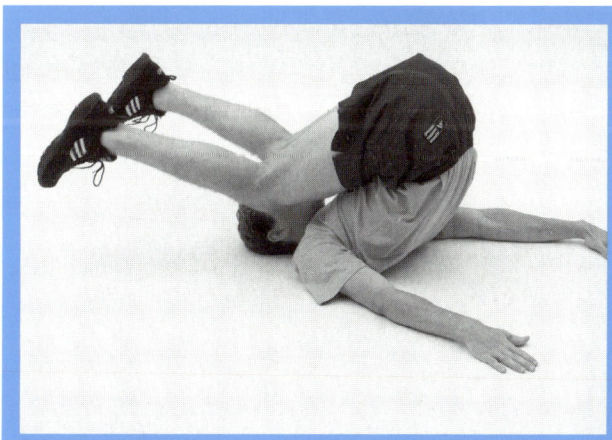

! Üben Sie nicht schwungvoll. Belasten Sie nicht die Halswirbelsäule, indem Sie nach hinten «überrollen» und das Körpergewicht auf die Halswirbelsäule verlagern. Das Körpergewicht sollte hauptsächlich vom oberen Rückenbereich getragen werden. Strecken Sie die Beine nie ganz durch, weil das hintere Längsband der Wirbelsäule sonst überdehnt werden kann.

Wirkung
Beweglichkeit der Rumpfmuskulatur

Rotieren Sie den Rumpf im Schneidersitz und setzen Sie die Hände schulterbreit geöffnet auf den Boden. Neigen Sie den Kopf und den Rumpf seitlich zum Boden.

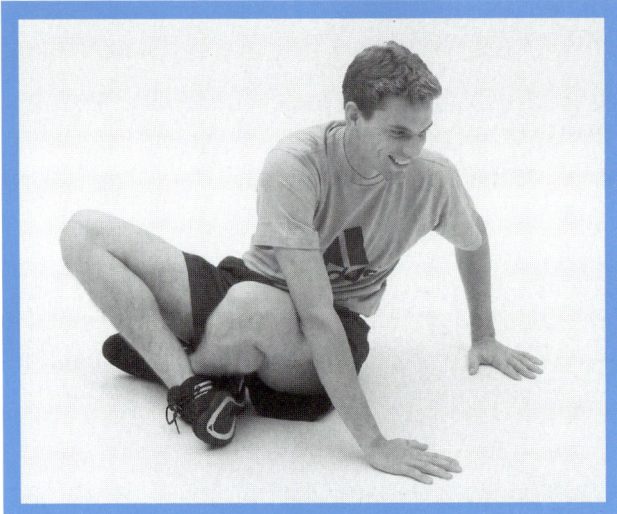

PI Drücken Sie die Arme gegen den Boden, als ob Sie ihn zusammenfalten wollen, und drücken Sie die Schulterblätter sanft gegeneinander sowie nach oben, ohne dass eine Bewegung sichtbar ist (isometrische Anspannung).

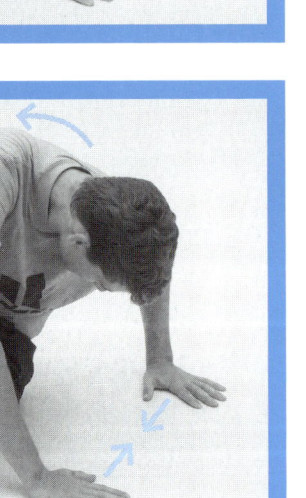

Lösen Sie die Anspannung und setzen Sie das Beweglichkeitstraining wie oben beschrieben sanft fort.

Wirkung

Beweglichkeit der Rückenmuskulatur Beweglichkeit der seitlichen Rumpfmuskulatur

Variante

► *Sie können diese Übung auch auf dem Stuhl sitzend durchführen.*

! Üben Sie nicht ruckartig. Das Becken bleibt während der ganzen Übung fixiert nach vorn gerichtet. Lösen Sie beim Beweglichkeitstraining das Gesäß nicht vom Boden.

In Rückenlage winkeln Sie beide Beine an. Ziehen Sie den Bauch ein und «rollen» Sie, beim Gesäß angefangen, Wirbel für Wirbel den Rumpf auf, bis «Knie – Oberschenkel – Oberkörper» eine Linie bilden. Die Hände stützen und stabilisieren unterhalb der Lendenwirbelsäule.

PI Drücken Sie den unteren Rückenbereich gegen die Hände und den oberen Rumpf-Schulter-Bereich gegen den Boden (isometrische Anspannung).

Lösen Sie die Anspannung und schieben Sie anschließend das Becken langsam nach oben. Fallen Sie dabei nicht ins extreme Hohlkreuz und kippen Sie nicht das Becken.

! Halten Sie während dieser Übung den Bauch in Grundspannung.

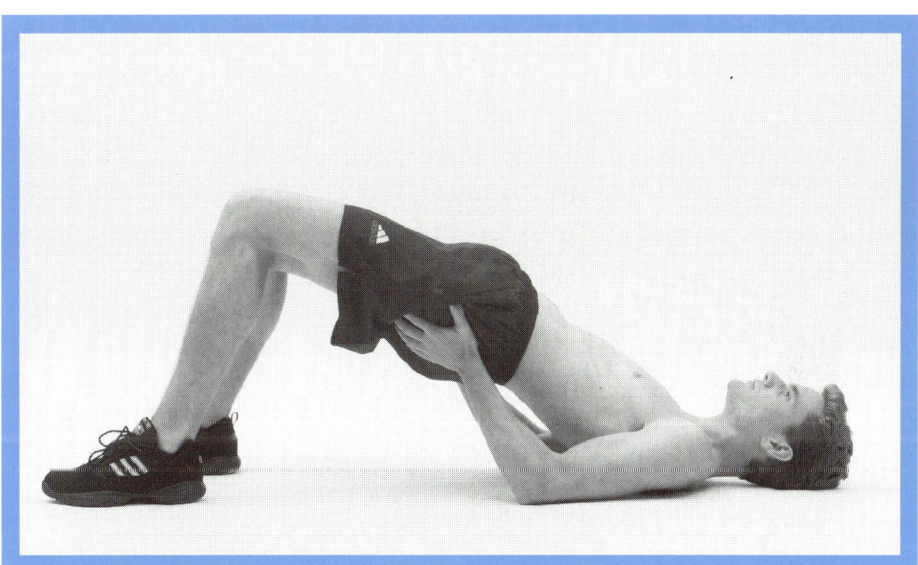

Wirkung
Beweglichkeit der Rückenmuskulatur
Beweglichkeit der seitlichen Rumpfmuskulatur

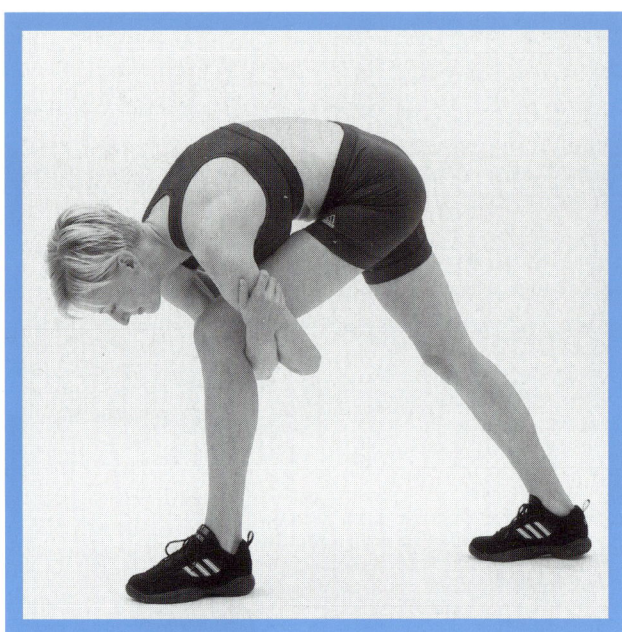

Setzen Sie aus der Schrittstellung Kniestand heraus ein Bein gebeugt vor den Körper. Legen Sie den Oberkörper ganz auf das Bein und umgreifen Sie den Oberschenkel mit beiden Armen. Strecken Sie langsam das Bein, bis der Dehnreiz spürbar ist.

PI Drücken Sie den Fuß des vorderen Beines gegen den Boden nach hinten-unten und halten Sie die Anspannung 1–2 Sekunden.

Lösen Sie die Spannung und strecken Sie anschließend das Bein etwas mehr. (Wiederholen Sie dieses Beweglichkeitstraining 1–3-mal.)
Üben Sie ebenso das andere Bein.

Wirkung
Beweglichkeit der Beugemuskulatur der Oberschenkelrückseite

Variante
▶ Diese Übung kann bei einem weichen Untergrund auch aus dem Kniestand heraus geübt werden.

! Der Oberkörper soll sich während des Beweglichkeitstrainings nicht vom Oberschenkel lösen. Es ist bei den meisten Personen normal, dass sie deswegen das Bein nicht durchdrücken können.
Die Muskulatur der Oberschenkelrückseite neigt stark zum Verkürzen. Es empfiehlt sich, diese Muskelgruppe regelmäßig zu trainieren. Um weitere muskuläre Dysbalancen zu vermeiden, empfiehlt es sich zudem, die ischiocrurale Muskelgruppe zu kräftigen, da sie im Verhältnis zur Oberschenkelvorderseite (Quadricepsmuskeln) weniger Kraft aufbringt. Dieses Ungleichgewicht führt dazu, dass bei der ischiocruralen Muskelgruppe besonders häufig Verletzungen auftreten.

Überkreuzen Sie die Beine und gehen Sie in die Hocke. Beugen Sie den Oberkörper über die Oberschenkel und umgreifen Sie mit beiden Armen die Unterschenkel. Strecken Sie langsam die Beine ganz durch und beugen Sie den Oberkörper zu den Unterschenkeln, bis der Dehnreiz spürbar ist.

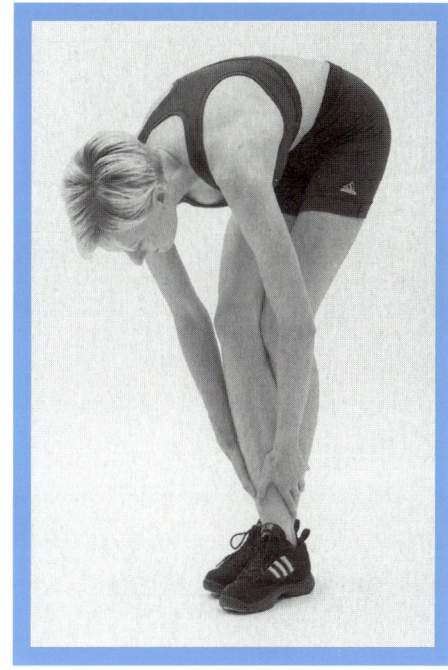

> **PI** Drücken Sie die Unter- und Oberschenkel gegeneinander und die Fersen gegen den Boden und halten Sie die Anspannung 1–2 Sekunden.

Lösen Sie die Spannung und beugen Sie anschließend den Oberkörper langsam etwas mehr zu den Unterschenkeln. (Wiederholen Sie dieses Beweglichkeitstraining 1–3-mal.) Wechseln Sie das vordere Bein und wiederholen Sie die Übung.

Wirkung
Beweglichkeit der Oberschenkelrückseite

Variante
▸ *Gut geübte Personen können mit beiden Händen seitlich die Knöchel ergreifen und drücken erst danach die Knie langsam durch.*

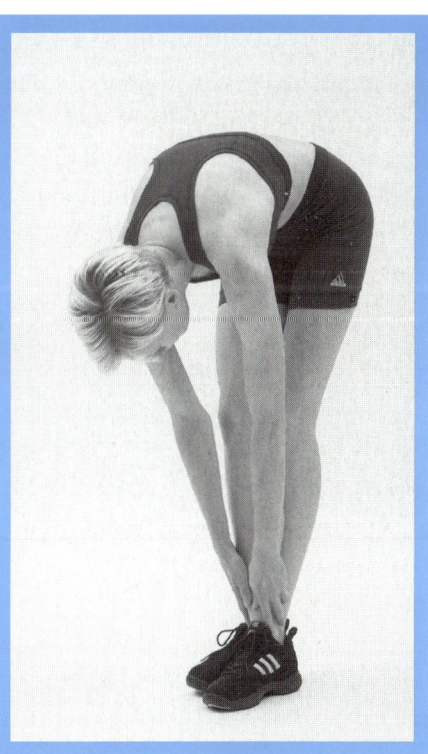

> **!** Ältere Personen dürfen den Oberkörper weiter vom Oberschenkel lösen bzw. die Hände vom Fußgelenk weg nach oben verschieben. Das Kniegelenk muss jedoch durchgedrückt bleiben, da sonst Ansatz und Ursprung der ischiocruralen Muskelgruppe sich annähern. Infolgedessen könnte der Muskel nicht (optimal) trainiert werden.

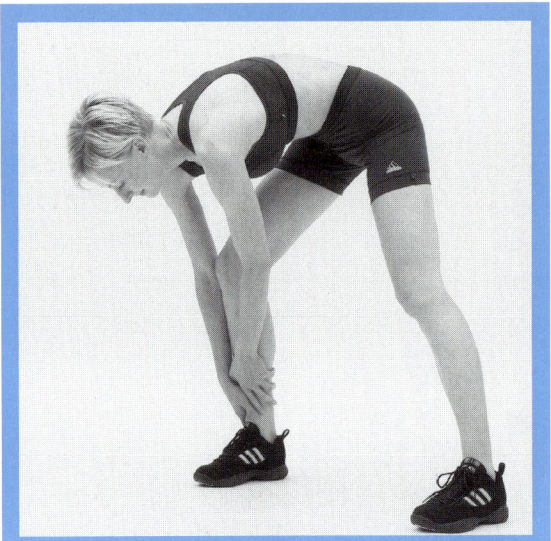

In der gut geöffneten Seit-grätschstellung beugen Sie das rechte Bein. Legen Sie den Oberkörper (mit geradem Rücken) auf den rechten Oberschenkel und umgreifen Sie mit beiden Händen den rechten Knöchel. Strecken Sie langsam das rechte Bein ganz durch und beugen Sie den Oberkörper zum Unterschenkel, bis der Dehnreiz spürbar ist.

PI Drücken Sie die rechte Ferse gegen den Boden nach unten-hinten (Fersenzug), halten Sie die Anspannung 1–2 Sekunden.

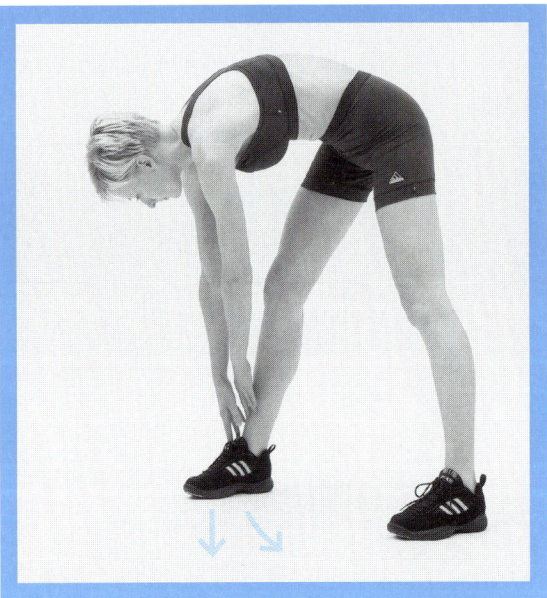

Lösen Sie die Spannung und beugen Sie anschließend den Oberkörper langsam etwas mehr zum Unterschenkel.
(Wiederholen Sie diese Übung 1–3-mal.)
Wiederholen Sie die Übung mit dem anderen Bein gegengleich.

Wirkung
Dehnung der Oberschenkelrückseite

Variante
▶ *Gut geübte Personen können beide Hände seitlich neben den Knöchel auf den Boden legen und drücken erst danach das Knie langsam durch.*

! Üben Sie nicht schwungvoll, weil sonst der Rücken, die Wirbelsäule, die Bandscheiben und Bänder starken Druck- und Zugbelastungen ausgesetzt werden.

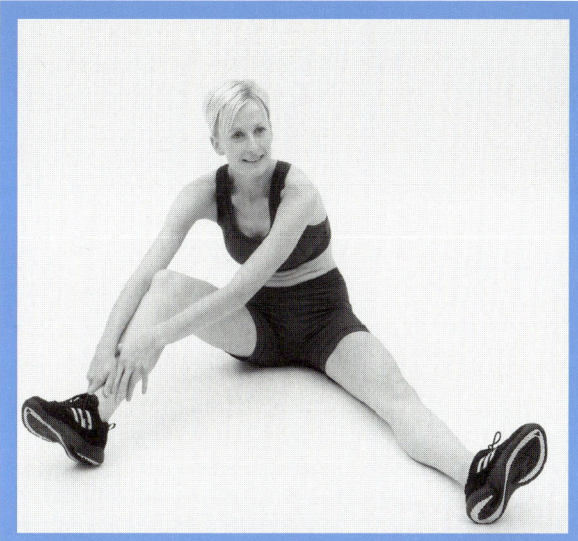

Im weit geöffneten Grätschwinkelsitz beugen Sie das rechte Bein, legen den Oberkörper (mit geradem Rücken) auf den rechten Oberschenkel und umgreifen mit beiden Händen den rechten Knöchel. Strecken Sie langsam das rechte Bein ganz durch und beugen Sie den Oberkörper zum Unterschenkel, bis der Dehnreiz spürbar ist.

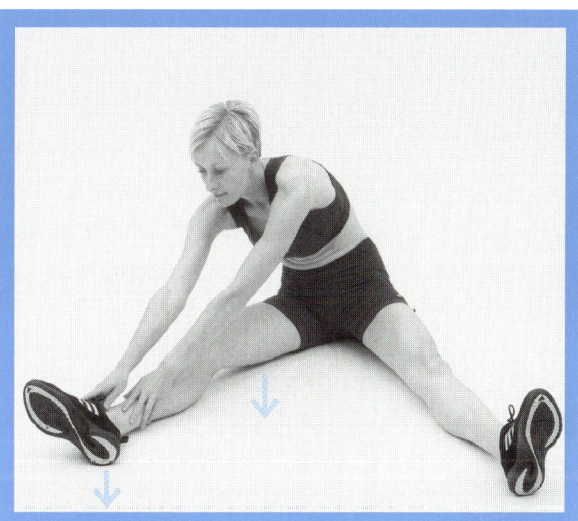

PI Drücken Sie das rechte Bein gegen den Boden nach unten-hinten und halten Sie die Anspannung 1–2 Sekunden.

Lösen Sie die Anspannung und beugen Sie anschließend den Oberkörper langsam etwas weiter zum Unterschenkel.
(Wiederholen Sie diese Übung 1–3-mal.)
Üben Sie mit dem anderen Bein gegengleich.

! Üben Sie nicht schwungvoll, weil sonst der Rücken, die Wirbelsäule, die Bandscheiben und Bänder starken Druck- und Zugbelastungen ausgesetzt werden.

Wirkung
Beweglichkeit der Oberschenkelrückseite

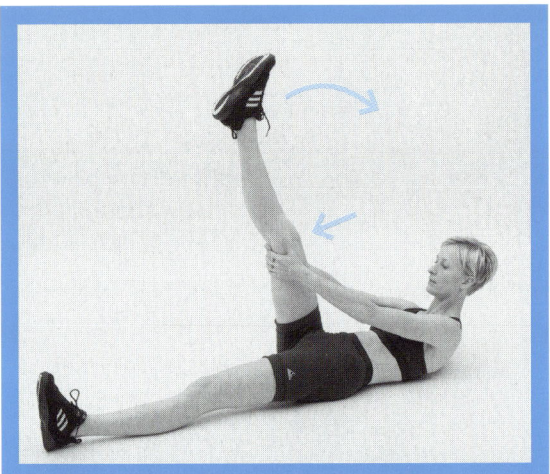

In Rückenlage beugen Sie das rechte Bein zum Oberkörper (der Kopf darf dabei etwas angehoben werden). Umgreifen Sie mit beiden Händen den rechten Oberschenkel unterhalb des Kniegelenks und strecken Sie langsam das rechte Bein vollkommen durch. Ziehen Sie das Bein sanft zum Oberkörper, bis der Dehnreiz spürbar ist.

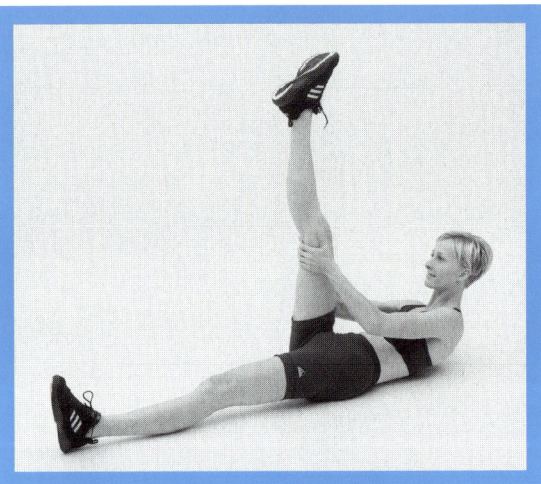

PI Drücken Sie das rechte Bein gegen die haltenden Hände nach unten, ohne es wirklich zu bewegen (isometrische Anspannung).

Lösen Sie die Anspannung und beugen Sie anschließend das Bein weiter sanft zum Oberkörper. (Wiederholen Sie dieses Beweglichkeitstraining 1–3-mal.)
Üben Sie mit dem anderen Bein gegengleich.

! Üben Sie nicht schwungvoll, weil sonst der Rücken (Wirbelsäule, Bandscheiben, Bänder) starken Druck- und Zugbelastungen ausgesetzt wird. Kippen Sie während des Dehnens die Hüfte nicht seitlich und fallen Sie nicht ins Hohlkreuz (drücken Sie die Lendenwirbelsäule gegen den Boden!). Ordentlich wäre eine Winkelstellung von ca. 90 Grad. Gut geübte Personen können das Bein bis zum Spagat strecken. Ziehen Sie nicht die Zehen an, da eine verkürzte Wadenmuskulatur häufig das Beweglichkeitstraining der Oberschenkelrückseite blockiert.

Wirkung
Beweglichkeit der Oberschenkelrückseite

Variante
▶ *Wenn Sie eine stark verkürzte Muskulatur in der Oberschenkelrückseite haben und deswegen die Übung kaum ausführen können, kann ein Handtuch oder Seil die Arme «verlängern».*

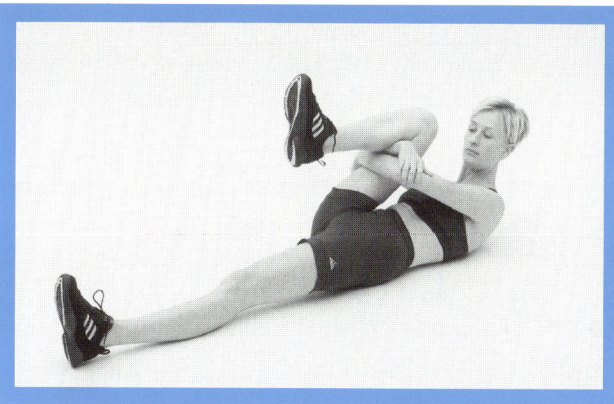

In Rückenlage beugen Sie das rechte Bein, bis der Oberschenkel auf dem Oberkörper aufliegt (der Kopf darf dabei etwas angehoben werden). Umgreifen Sie mit beiden Händen den rechten Oberschenkel und strecken Sie langsam den rechten Unterschenkel, bis ein Dehnreiz spürbar ist.

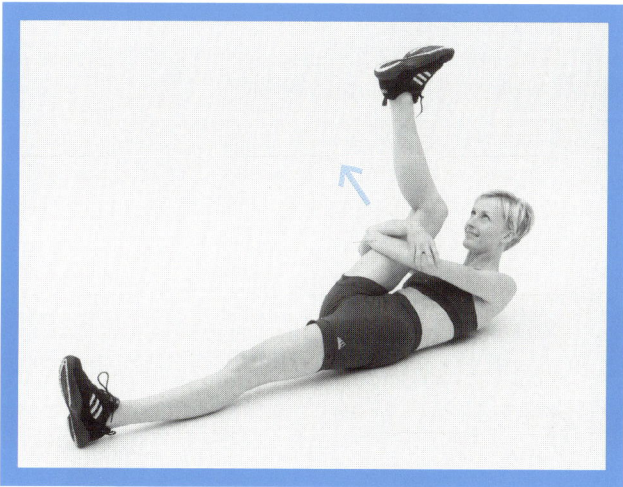

PI Drücken Sie das rechte Bein gegen die Unterarme und den rechten Fuß nach oben sowie das linke Bein gegen den Boden, ohne es wirklich zu bewegen (isometrische Anspannung).

Lösen Sie die Anspannung und strecken Sie anschließend den Unterschenkel etwas mehr durch.

Üben Sie mit dem anderen Bein gegengleich.

Wirkung
Beweglichkeit der Oberschenkelrückseite

! Kippen Sie während des Übens die Hüfte nicht seitlich und fallen Sie nicht ins Hohlkreuz (drücken Sie die Lendenwirbelsäule gegen den Boden!).

In Seitlage strecken Sie das obere (rechte) Bein über das untere (linke) Bein in Richtung linke Schulter. Umgreifen Sie mit der linken Hand den rechten Unterschenkel. Ziehen Sie sanft das Bein weiter zur linken Schulter, bis der Dehnreiz spürbar ist.

PI Drücken Sie das rechte Bein gegen die haltende linke Hand sowie Gesäß und Rumpf gegen den Boden (isometrische Anspannung), halten Sie die Anspannung 1–2 Sekunden.

Lösen Sie die Anspannung und ziehen Sie das Bein vorsichtig weiter in Richtung linke Schulter. Wiederholen Sie diesen Vorgang 1–3-mal.
Üben Sie mit dem anderen Bein gegengleich.

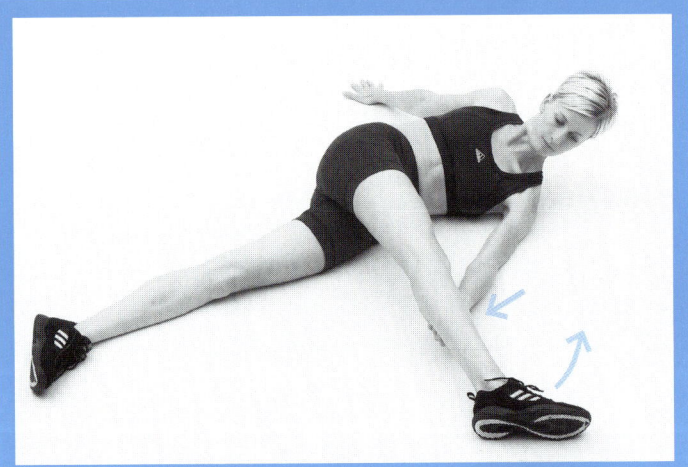

Wirkung
Beweglichkeit der Oberschenkelrückseite
Beweglichkeit der Gesäßmuskulatur

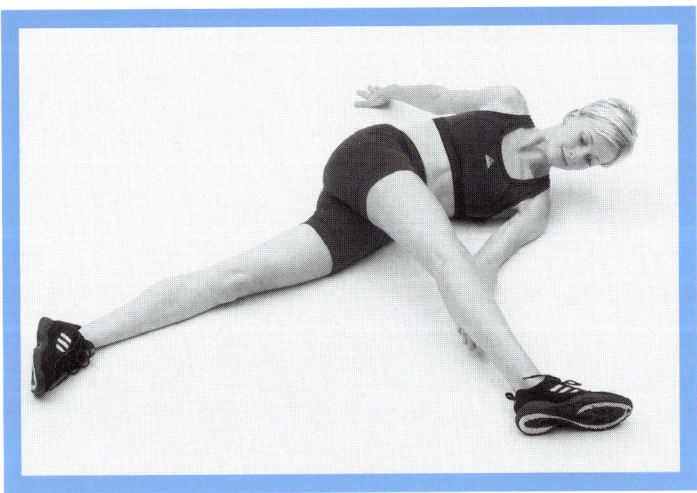

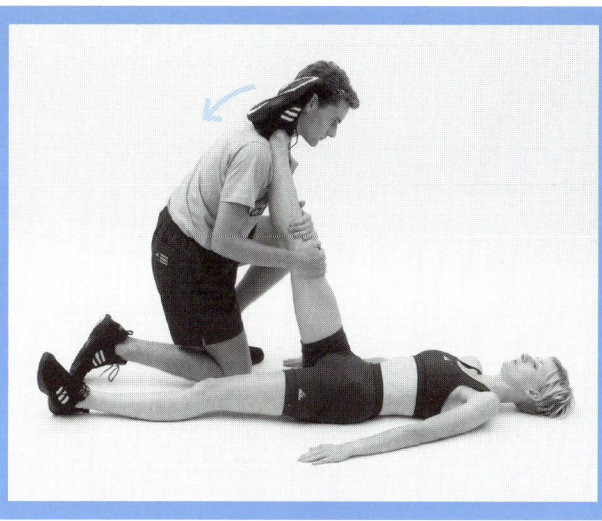

P1 liegt in Rückenlage und legt ein Bein auf die Schulter von P2, die seitlich neben P1 kniet. P2 «rutscht» langsam nach vorn, sodass sich das Bein aufrichtet. Dabei sorgt P2 mit den Händen dafür, dass das Knie vollkommen durchgedrückt bleibt.

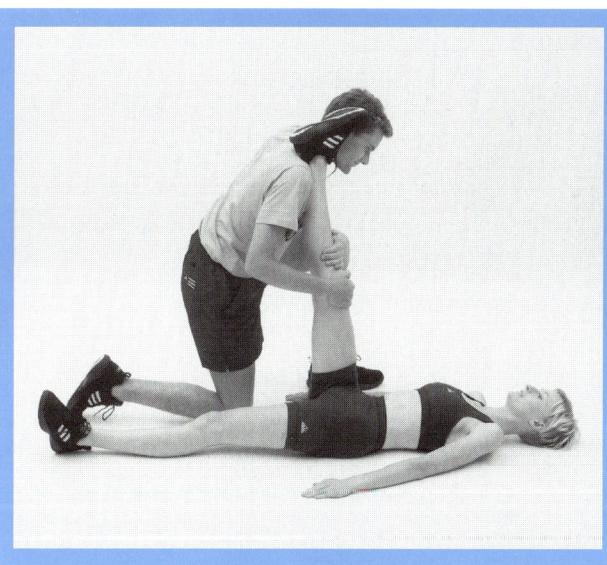

P1 Wenn P1 deutlich den Dehnreiz spürt, drückt sie das Bein gegen die Schulter von P2, hält diese Anspannung 1–2 Sekunden und löst die Anspannung wieder. Anschließend wird das Bein vorsichtig weiter nach hinten-oben gestreckt. Wiederholen Sie diesen Prozess 1–3-mal.

! Die Person, die gedehnt wird, gibt das Kommando und während der Übung ständig Rückmeldung.
Partnerübungen sind sehr effektiv, jedoch dürfen Anfänger nicht ohne Einführung und Kontrolle diese Übung selbständig üben.
Bei Männern und Ballsportlern ist diese Muskulatur häufig stark verkürzt. Ein Ziel wäre, die Senkrechte zu erreichen. Allerdings nicht mit Gewalt! Dagegen schaffen gut Trainierte (Frauen) manchmal eine Beweglichkeit, die gut über die Senkrechte hinausgeht.
Die Zehen sollten während der Übung nicht angezogen werden.

Üben Sie entsprechend mit dem anderen Bein.

Wirkung
Beweglichkeit der Oberschenkelrückseite

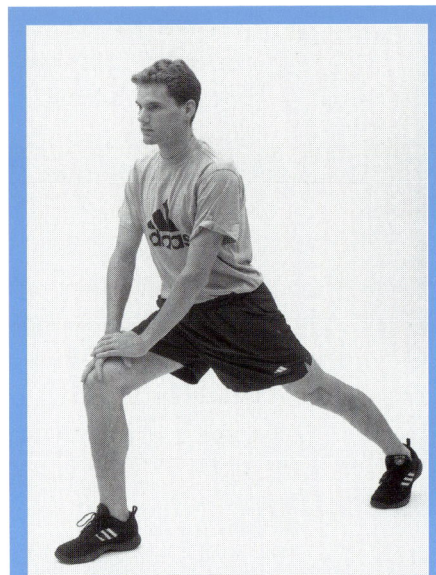

Stellen Sie sich in eine weite Schrittstellung und stützen Sie sich mit beiden Händen am vorderen Bein ab.
Halten Sie den Oberkörper aufrecht,
ziehen Sie den Bauch ein und schieben Sie das Becken nach vorn-oben,
bis Sie den Dehnreiz spüren.

> **PI** Drücken Sie das hintere Bein ge-
> gen den Boden, ohne dass eine Be-
> wegung sichtbar ist (isometrische
> Anspannung).

Lösen Sie die Anspannung und trainieren Sie anschließend wie oben
beschrieben sanft weiter, indem Sie
das Becken weiter nach vorn-oben
schieben.
Wiederholen Sie diesen Prozess
1–3-mal und üben Sie das andere
Bein gegengleich.

Wirkung

Beweglichkeit der Oberschenkelvorder-
seite (Quadriceps)
Beweglichkeit der Hüftbeugemuskulatur
(Iliopsoas)

> **!** Fallen Sie während des Beweglich-
> keitstrainings nicht ins Hohlkreuz;
> ziehen Sie den Bauch ein.
> Das Becken bleibt immer frontal,
> darf also während der Übung nicht
> rotieren. Da ein Teil des Quadriceps
> (M. rectus fermoris) zweigelenkig
> über Hüft- und Kniegelenk verläuft,
> sollte beim Beweglichkeitstraining
> der Oberkörper nicht nach vorn
> gebeugt werden, denn dann wären
> Ursprung und Ansatz des Muskels
> angenähert. Folglich wäre die Effek-
> tivität des Beweglichkeitstrainings
> gefährdet.

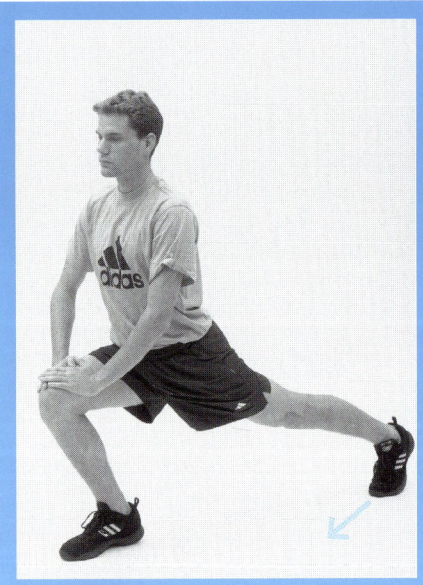

Variante

▶ *Sie können diese Übung auch mit Hilfe
eines Stuhls durchführen. Stellen Sie das
vordere Bein auf die Sitzfläche und schieben Sie das Becken nach vorn-oben, bis Sie
den Dehnreiz spüren.*

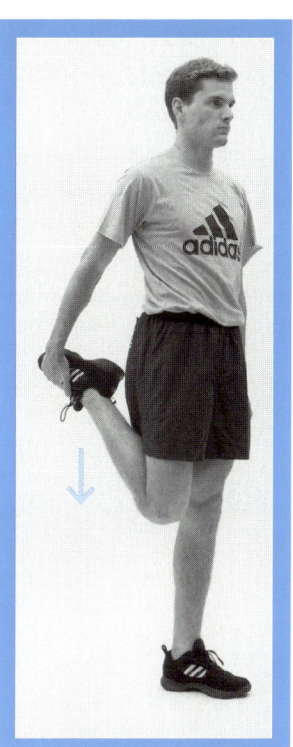

Im Stehen winkeln Sie ein Bein an. Die gleichseitige Hand greift den Fußrist. Ziehen Sie den Bauch ein und schieben Sie das Becken nach vorn, bis Sie den Dehnreiz spüren.

PI Drücken Sie mit dem Unterschenkel gegen die haltende Hand, ohne nachzugeben (isometrische Anspannung).

Lösen Sie die Anspannung und dehnen Sie anschließend weiter, indem Sie das Becken weiter nach vorne und das Knie weiter nach hinten schieben.
Wiederholen Sie diesen Prozess 1–3-mal und üben Sie das andere Bein gegengleich.
Die Ferse sollte dabei nicht ans Gesäß gezogen werden.

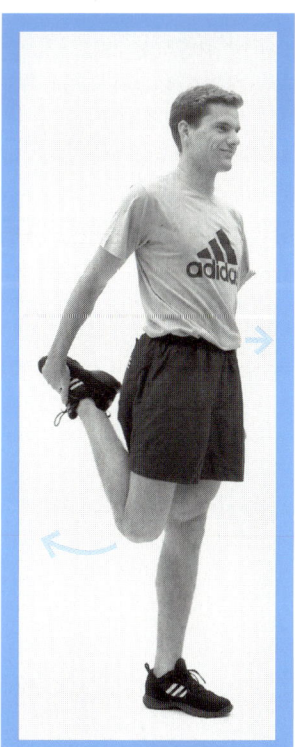

Wirkung
Beweglichkeit der Oberschenkelvorderseite
Beweglichkeit der Hüftbeugemuskulatur

Variante
▶ Sie können diese Übung auch auf einem Stuhl sitzend durchführen.

! Stabilisieren Sie die Übungsposition, indem Sie sich an einem Stuhl oder an einer Wand festhalten.
Das Knie darf während der Dehnung seitlich nicht ausweichen.
Das Becken bleibt immer frontal, darf also während des Beweglichkeitstrainings nicht rotieren.
Rückenschmerzen sind häufig verursacht durch so genannte muskuläre Dysbalancen (muskuläre Ungleichgewichte). Die Oberschenkelvorderseite neigt zum Verkürzen und bedingt dadurch ein Kippen des Beckens. Deswegen sollte die Oberschenkelvorderseite regelmäßig ins Beweglichkeitstraining einbezogen werden, was die Beckenaufrichtung begünstigt (vgl. Anrich 2002[4]).

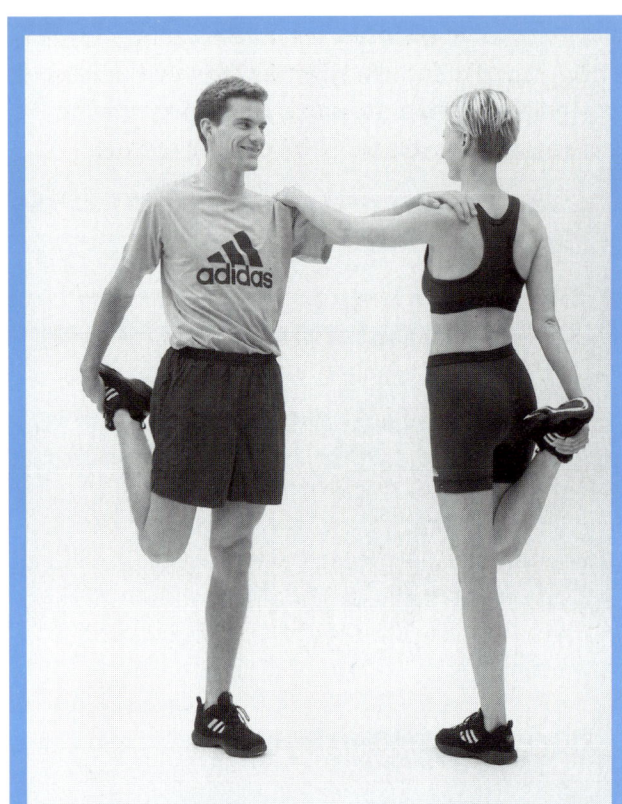

P1 und P2 stehen sich gegenüber und halten sich an der inneren Schulter des Partners fest. Beide winkeln das äußere Bein an und greifen mit der gleichseitigen Hand den Fußrist. Beide ziehen den Bauch ein und schieben das Becken nach vorn, bis sie den Dehnreiz spüren.

P1 Beide drücken das angewinkelte Bein gegen die haltende Hand, ohne nachzugeben (isometrische Anspannung).

Sie lösen die Anspannung und üben anschließend weiter, indem Sie das Becken weiter nach vorne und das Knie weiter nach hinten schieben. Um das Kniegelenk zu schonen, sollte man die Ferse nicht zum Gesäß ziehen.

Wirkung

Beweglichkeit der Oberschenkelvorderseite
Beweglichkeit der Hüftbeugemuskulatur

! Das Knie darf während der Übung seitlich nicht ausweichen. Das Becken bleibt immer frontal, darf also während des Beweglichkeitstrainings nicht rotieren.
Da ein Teil des Quadriceps (M. rectus fermoris) zweigelenkig über Hüft- und Kniegelenk verläuft, sollte beim Beweglichkeitstraining der Oberkörper nicht nach vorn gebeugt werden, denn dann wären Ursprung und Ansatz des Muskels angenähert. Folglich wäre ein effektives Beweglichkeitstraining dieses Muskels kaum möglich.

In der Seitlage, die Hüfte ist senkrecht, winkeln Sie das untere Bein 90 Grad im Hüft- und Kniegelenk (dient der Stabilisation). Beugen Sie das obere Bein und ergreifen Sie es mit der gleichseitigen Hand am Fußrist. Ziehen Sie den Bauch ein und schieben Sie das Becken nach vorn, bis Sie den Dehnreiz spüren.

> **PI** Drücken Sie mit dem Unterschenkel gegen die haltende Hand, ohne nachzugeben (isometrische Anspannung).

Lösen Sie die Anspannung und trainieren Sie anschließend weiter, indem Sie das Becken weiter nach vorn und das Knie weiter nach hinten schieben.

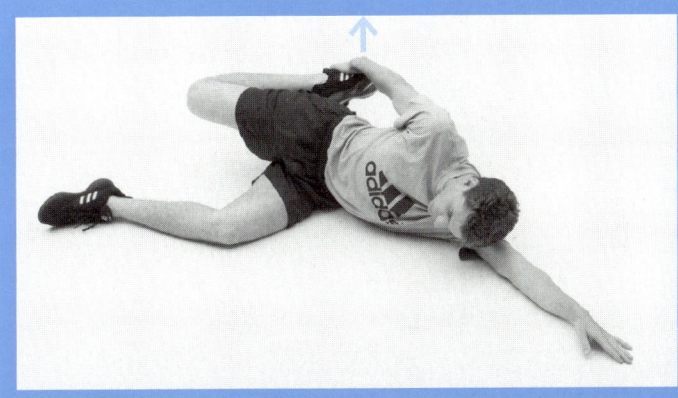

Wiederholen Sie diesen Prozess 1–3-mal und üben Sie das andere Bein gegengleich.

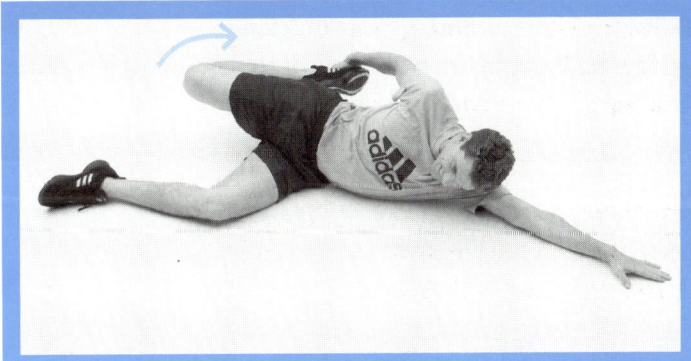

Wirkung
Beweglichkeit der Oberschenkelvorderseite

> **!** Das Knie darf während der Dehnung seitlich nicht ausweichen.
> Das Becken bleibt immer frontal, darf also während des Beweglichkeitstrainings nicht rotieren.
> Fallen Sie während des Übens nicht ins Hohlkreuz; ziehen Sie den Bauch ein.

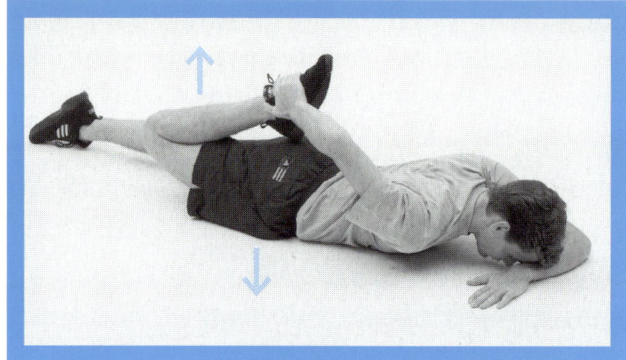

In Bauchlage winkeln Sie ein Bein an. Die gleichseitige Hand ergreift den Fußrist. Ziehen Sie den Bauch ein, drücken Sie das Becken gegen den Boden und heben Sie das Knie (wenn möglich) an, bis Sie den Dehnreiz spüren.

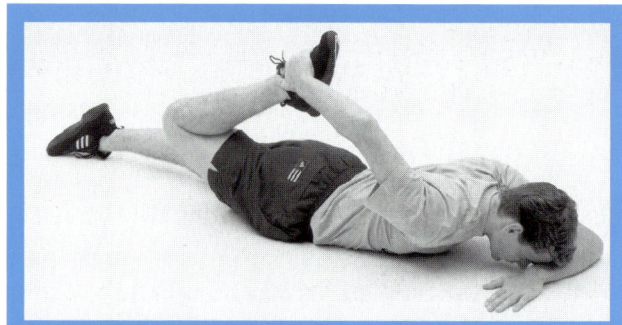

PI Drücken Sie mit dem Unterschenkel gegen die haltende Hand, ohne nachzugeben (isometrische Anspannung).

Lösen Sie die Anspannung und dehnen Sie anschließend sanft weiter, indem Sie das Becken weiter gegen den Boden drücken und das Knie etwas mehr anheben. Die Ferse sollte dabei nicht zum Gesäß gezogen werden. Wiederholen Sie diesen Prozess 1–3-mal und üben Sie das andere Bein gegengleich.

Wirkung
Beweglichkeit der Oberschenkelvorderseite

Variante
▶ Sie können diese Übung auch mit Hilfe eines Handtuchs oder Seils durchführen.

! Das Knie darf während des Übens seitlich nicht ausweichen.
Das Becken bleibt immer frontal, darf also während des Beweglichkeitstrainings nicht rotieren.
Fallen Sie während des Übens nicht ins extreme Hohlkreuz; ziehen Sie den Bauch ein.

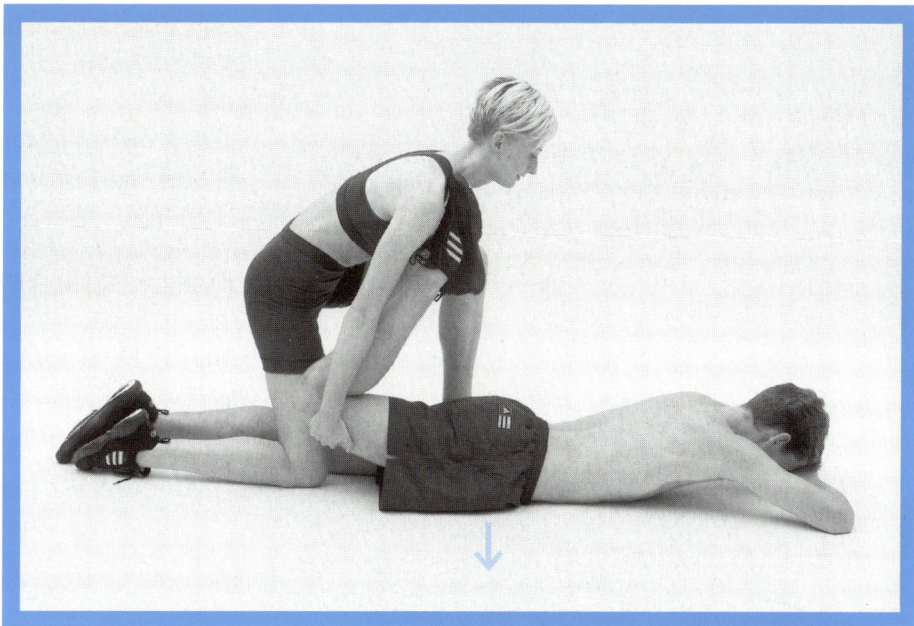

P1 liegt in Bauchlage und beugt ein Bein. P2 kniet neben P1 und ergreift unterhalb des Knies dies Bein. Die andere Hand von P1 fixiert am Knöchel. P1 zieht den Bauch ein und drückt das Becken gegen den Boden. P2 hebt das Knie (wenn möglich) an, bis P1 den Dehnreiz spürt.

P1 P1 drückt mit Unterschenkel und Knie gegen die haltende Hand und Schulter von P2, ohne dass P2 nachgibt. P1 löst die Anspannung. P2 trainiert anschließend wie oben beschrieben vorsichtig weiter, indem P2 das Knie etwas mehr anhebt.

Üben Sie das andere Bein gegengleich.

Wirkung
Beweglichkeit der Oberschenkelvorderseite
Beweglichkeit der Lendendarmbeinmuskulatur

! Das Knie darf während des Beweglichkeitstrainings seitlich nicht ausweichen.
Das Becken bleibt immer frontal (am Boden), darf also während des Beweglichkeitstrainings nicht rotieren.
Fallen Sie während des Übens nicht ins extreme Hohlkreuz; ziehen Sie den Bauch ein.

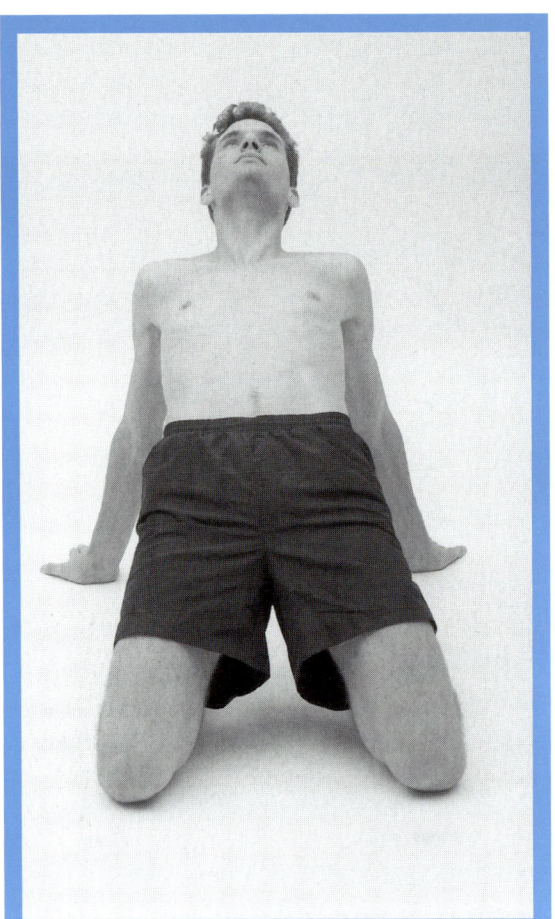

Im leicht geöffneten Kniestand, die Füße zeigen geradlinig nach hinten, stützen die Hände hinter den
Beinen. Ziehen Sie den
Bauch ein und schieben Sie
das Becken nach vorn-oben,
bis Sie den Dehnreiz spüren.

PI Drücken Sie die Unterschenkel gegen die Unter-
lage, ohne dass eine Be-
wegung sichtbar ist
(isometrische
Anspannung).

Lösen Sie die Anspannung
und trainieren Sie anschließend wie oben beschrieben
sanft weiter, indem Sie
das Becken intensiver nach
vorn-oben schieben.

Wirkung

Beweglichkeit der Oberschenkelvorderseite
Beweglichkeit der Hüftbeugemuskulatur

! Fallen Sie während des
Übens nicht ins extreme
Hohlkreuz; ziehen Sie den
Bauch ein.
Vorsicht bei akuten Knie-
beschwerden! Stellen Sie die
Knie möglichst auf einer
weichen Unterlage (Rasen,
Matte, Handtuch ...) auf.

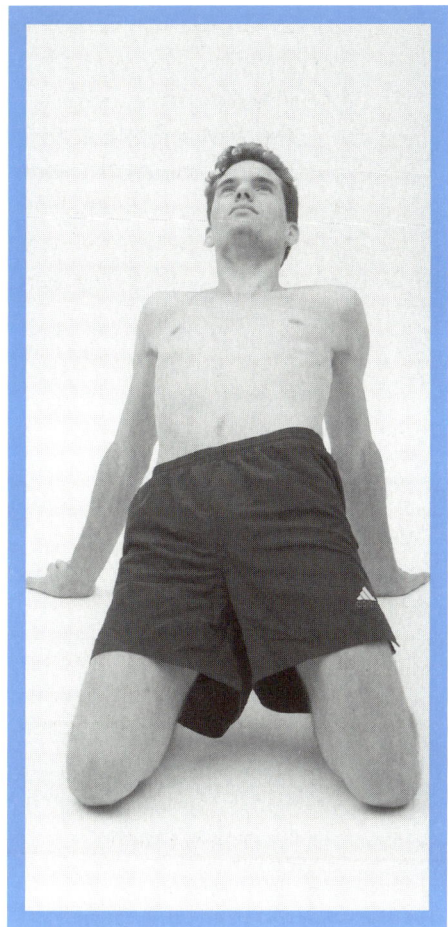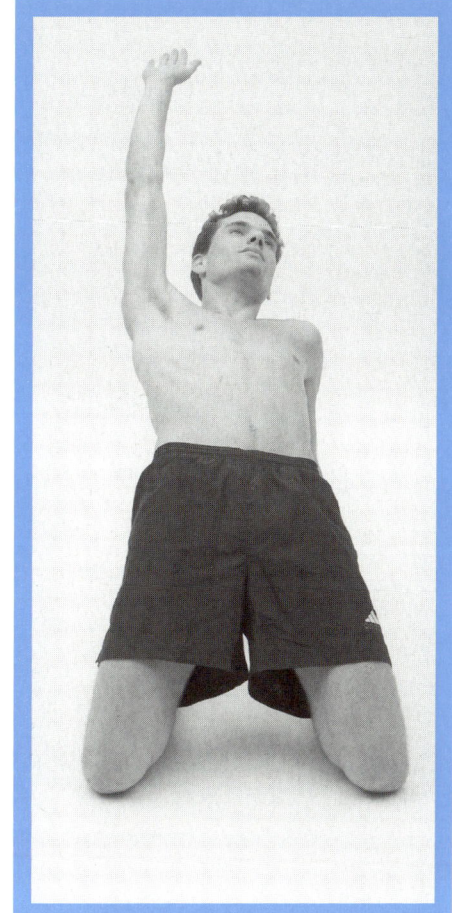

Varianten

▶ Schieben Sie eine Beckenseite verstärkt nach vorn-oben.

▶ Schieben Sie eine Beckenseite verstärkt nach vorn-oben und strecken Sie den Arm dieser Seite über dem Kopf nach hinten-oben.

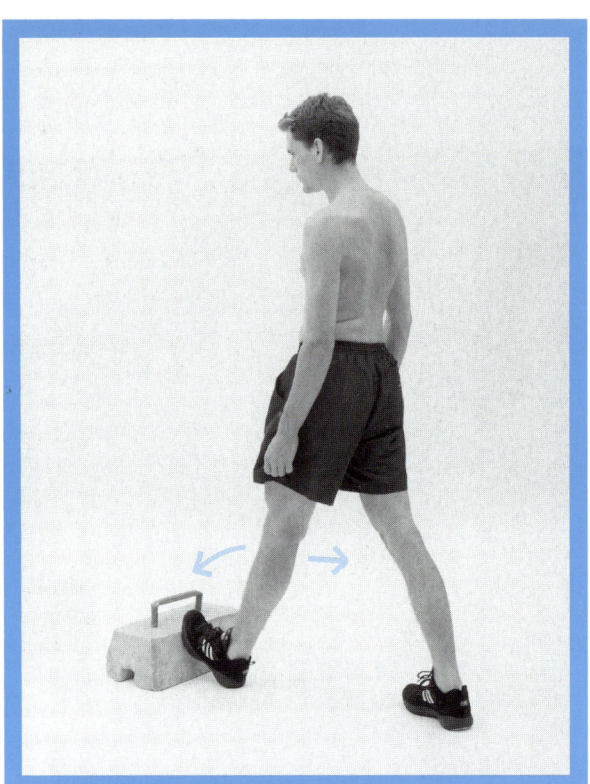

Stellen Sie sich ca. 0,5–1 m vor eine unbewegliche, senkrechte Fläche (z. B. Wand oder Treppe). Setzen Sie einen Fuß so mit der Ferse auf den Boden, dass der Vorderfuß möglichst hoch auf der senkrechten Fläche aufliegen kann. Drücken Sie das Knie ganz nach hinten durch. Gehen Sie anschließend mit Bein und Oberkörper nach vorn, bis Sie den Dehnreiz deutlich spüren.

PI Drücken Sie mit dem Vorderfuß gegen die senkrechte Fläche.

Lösen Sie die Anspannung und üben Sie anschließend weiter, indem Sie die Hüfte weiter vorschieben (das Kniegelenk bleibt durchgedrückt!). Wiederholen Sie diesen Prozess 1–3-mal und üben Sie ebenfalls das andere Bein.

PI **Variante**
Drücken Sie abwechselnd zusätzlich den Großzehen- und den Kleinzehenbereich gegen die Fläche (Wand, Stufe ...).

Wirkung
Beweglichkeit der Wadenmuskulatur (Zwillingsmuskel)

! Weichen Sie mit der Hüfte nicht nach hinten aus.

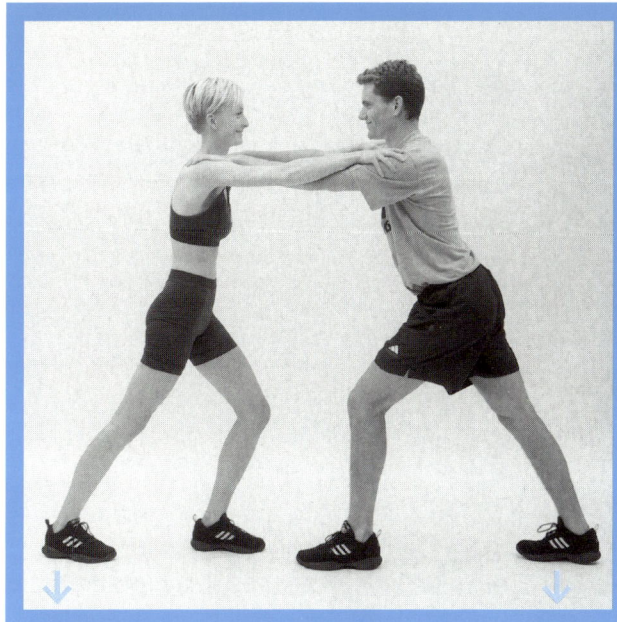

P1 und P2 stellen sich in ca. 1 m Entfernung gegenüber auf und halten sich gegenseitig an den Schultern fest. Beide drücken Sie das Knie des hinteren Beines ganz durch, führen die Ferse zum Boden und schieben das Becken nach vorn-oben, bis Sie den Dehnreiz deutlich spüren.

P1 Beide Personen drücken beim hinteren Bein den Vorderfuß und die Ferse gegen den Boden.

Sie lösen die Anspannung und üben anschließend weiter, indem Sie die Hüfte weiter nach vorn-oben, das Knie nach hinten-oben und die Ferse gegen den Boden schieben.

Wirkung

Beweglichkeit der Wadenmuskulatur (Zwillingsmuskel)

Variante ohne Partner

▶ *Stellen Sie sich ca. 1–2 m vor einer Wand in Schrittstellung auf. Drücken Sie das Knie des hinteren Beines ganz durch. Führen Sie die Ferse auf den Boden und schieben Sie das Becken nach vorn, bis Sie den Dehnreiz deutlich spüren.*

P1 Drücken Sie beim hinteren Bein den Vorderfuß und die Ferse gegen den Boden.

▶ *Lösen Sie die Anspannung und üben Sie anschließend sanft weiter, indem Sie die Hüfte weiter nach vorn (oben) schieben, das Knie des hinteren Beines nach hinten-oben schieben und die Ferse gegen den Boden drücken.*

▶ *Üben Sie das andere Bein gegengleich.*

! Weichen Sie mit der Hüfte nicht nach hinten aus.

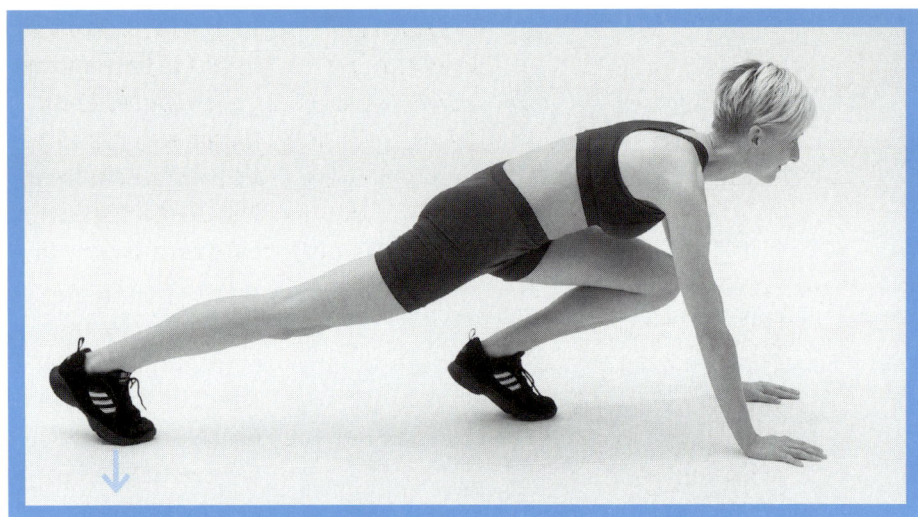

Aus der Bankstellung heraus strecken Sie ein Bein geradlinig nach hinten und setzen es mit dem Fußballen auf dem Boden auf. Schieben Sie den gesamten Rumpf rückwärts, das Bein (der Fußballen) bleibt dabei fixiert am Boden liegen, bis Sie den Dehnreiz deutlich spüren.

PI Drücken Sie den hinteren Fuß gegen den Boden.

Lösen Sie die Anspannung und trainieren Sie anschließend sanft wie oben beschrieben weiter.
Üben Sie das andere Bein gegengleich.

! Weichen Sie mit der Hüfte nicht seitlich aus.
Fallen Sie nicht ins Hohlkreuz; ziehen Sie den Bauch ein.

Wirkung
Beweglichkeit der Wadenmuskulatur (Zwillingsmuskel)

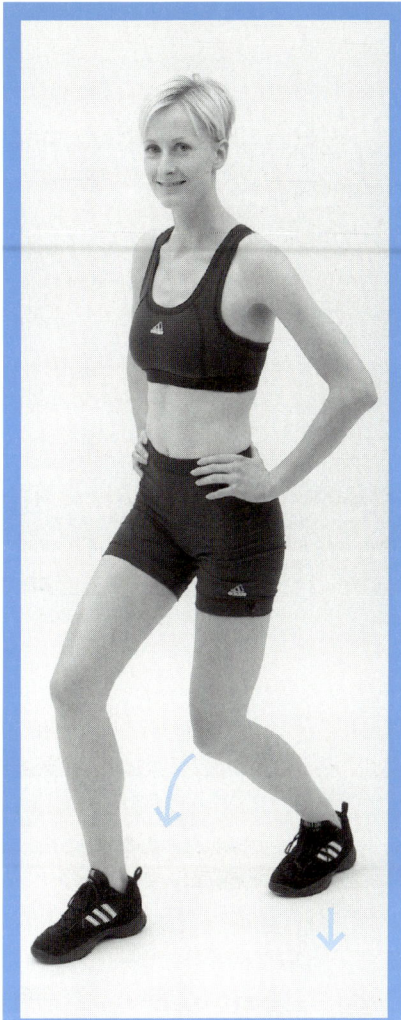

In Schrittstellung verlagern Sie das Körpergewicht so, dass es sich zwischen beiden Beinen befindet. Halten Sie den Oberkörper aufrecht, schieben Sie das hintere Knie nach vorn-unten und senken Sie den Rumpf, bis Sie den Dehnreiz spüren. Die Ferse bleibt am Boden.

> **PI** Drücken Sie das hintere Bein geradlinig gegen den Boden, ohne dass eine Bewegung sichtbar ist.

Lösen Sie die Anspannung und setzen Sie das Beweglichkeitstraining anschließend wie oben beschrieben fort. Üben Sie das andere Bein gegengleich.

Wirkung
Beweglichkeit der Wadenmuskulatur (Schollenmuskel)
Mobilisation der Achillessehne
Mobilisation des Fußgelenks

Variante
▶ Sie können diese Übung mit Hilfe eines Stuhls durchführen.

> **!** Fallen Sie während des Übens nicht ins Hohlkreuz; ziehen Sie den Bauch ein. Das Becken bleibt immer frontal, darf also während des Beweglichkeitstrainings nicht rotieren.

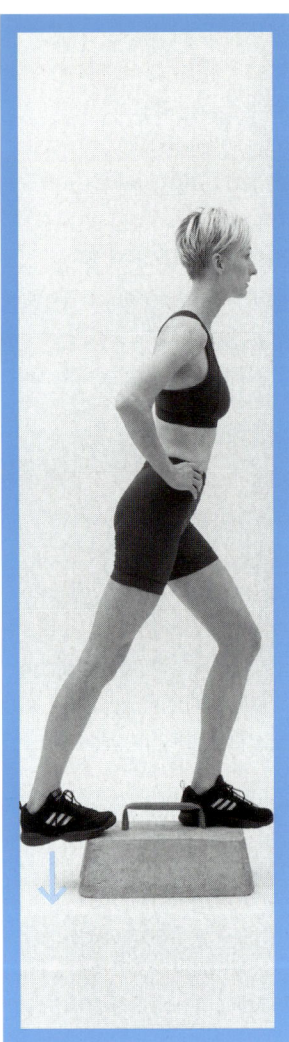
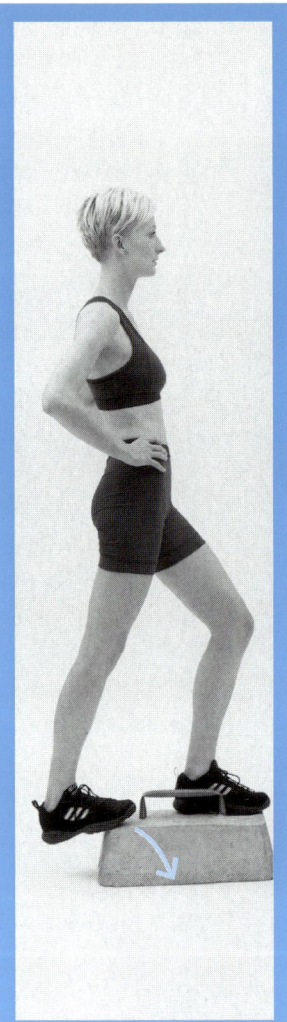

In Schrittstellung strecken Sie ein Bein geradlinig nach hinten und setzen es mit dem Ballen auf dem Mattenrand (Treppenstufe/Buch) auf. Schieben Sie das gestreckte Bein und die Ferse rückwärts in Richtung Boden, bis Sie den Dehnreiz deutlich spüren.

> **PI** Drücken Sie beim hinteren Bein den Ballenbereich gegen die Erhöhung (z. B. Stufe).

Lösen Sie die Anspannung und üben Sie anschließend wie oben beschrieben weiter.
Üben Sie das andere Bein gegengleich.

Wirkung
Beweglichkeit der Wadenmuskulatur

Variante
▶ *Sie können diese Übung mit Hilfe eines Stuhls durchführen, indem Sie den Vorderfuß auf die Verstrebung stellen.*

> **!** Weichen Sie mit der Hüfte nicht seitlich aus. Fallen Sie nicht ins Hohlkreuz (Bauch einziehen).

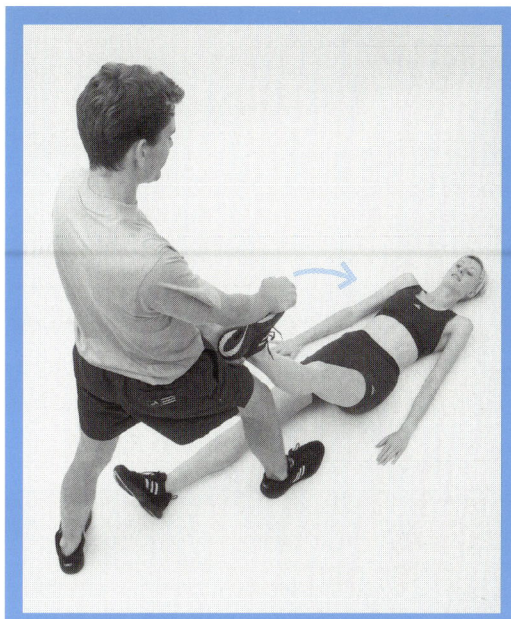

P1 liegt in Rückenlage und streckt ein Bein ca. 60 Grad nach oben (das Knie ist vollkommen durchgedrückt). P2 ergreift das Bein und fixiert es, indem sie das Bein unter der Ferse festhält. Anschließend drückt P2 den Vorderfuß langsam nach vorn, bis der Dehnreiz im Wadenbereich spürbar ist.

> **P1** P1 drückt den Vorderfuß gegen die Hand von P2.
> P2 hält diese (isometrische) Anspannung.
> P1 löst die Anspannung wieder. Anschließend soll die Übung intensiver weitergeführt werden.

Üben Sie ebenso das andere Bein.

Wirkung
Beweglichkeit der Wadenmuskulatur (Zwillingsmuskel)

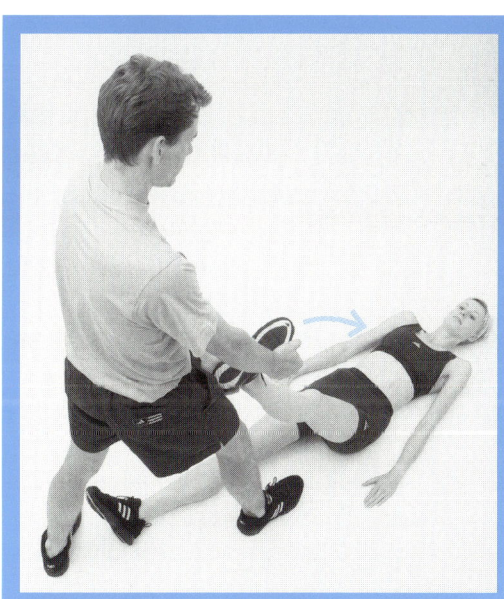

> **!** Die Person, an der das Beweglichkeitstraining umgesetzt wird, gibt das Kommando und während der Übung ständig Rückmeldung.
> Partnerübungen sind sehr effektiv, jedoch dürfen Anfänger diese Übung nicht ohne Einführung und Kontrolle ausführen.

Varianten
▶ *Der Vorderfuß wird nicht nur nach unten, sondern gleichzeitig seitlich nach außen bzw. innen gedrückt.*
Üben Sie die Varianten nicht, wenn akute Bandverletzungen im Fußgelenk bestehen.

Beinmuskulatur

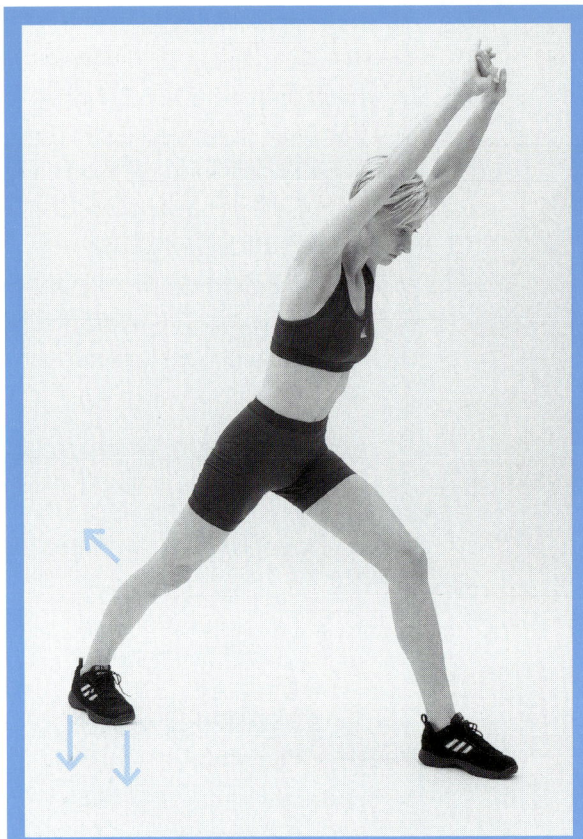

In Schrittstellung strecken Sie beide Arme in Verlängerung des Rückens über dem Kopf und strecken ein Bein geradlinig nach hinten. Setzen Sie es mit dem Ballen auf dem Boden auf und schieben Sie die Ferse rückwärts auf den Boden, bis Sie den Dehnreiz deutlich spüren.

> **PI** Drücken Sie den hinteren Fuß mit dem Ballen der Ferse gegen den Boden.

Lösen Sie die Anspannung und trainieren Sie anschließend wie oben beschrieben weiter. Drücken Sie zudem noch das Kniegelenk verstärkt nach hinten-oben. Üben Sie das andere Bein gegengleich.

Wirkung
Beweglichkeit der Wadenmuskulatur

Variante
▶ *Die Arme ziehen den Rumpf nach vorn-oben, die Hände sind dabei ineinander verschränkt.*

> **!** Weichen Sie mit der Hüfte nicht seitlich aus.
> Fallen Sie nicht ins extreme Hohlkreuz; ziehen Sie den Bauch ein.

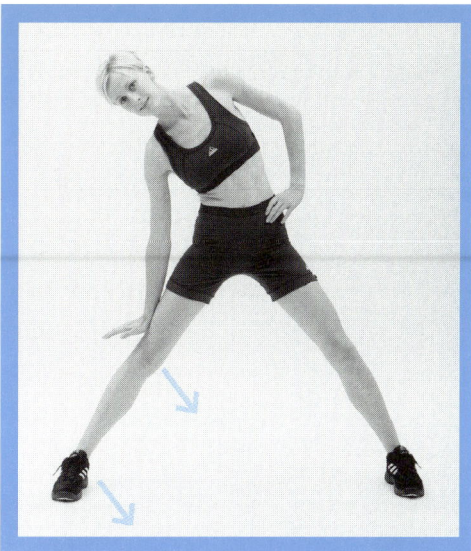

Aus der weiten Seitgrätschstellung heraus führen Sie den rechten Arm am rechten Bein entlang tiefer und drücken gleichzeitig die rechte Beininnenseite in Richtung Boden, bis Sie den Dehnreiz spüren.

> **PI** Drücken Sie mit dem rechten Bein und der Fußinnenseite gegen den Boden, ohne die Beinwinkelweite zu verändern (isometrische Anspannung).

! Beugen Sie den Oberkörper nicht nach vorn.

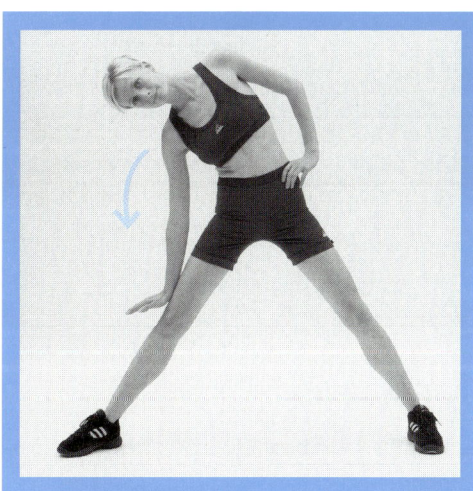

Lösen Sie die Anspannung und üben Sie wie oben beschrieben weiter, indem Sie noch tiefer gehen bzw. die Seitgrätschstellung erweitern.
Üben Sie das andere Bein gegengleich.

Wirkung

Beweglichkeit der Oberschenkelinnenseite (Adduktoren)
Beweglichkeit der seitlichen Rumpfmuskulatur

Varianten

▶ Um verschiedene Anteile der Adduktoren ins Beweglichkeitstraining einzubeziehen, sollten Sie die Fußspitze des Beines, das trainiert wird, ca. 45 Grad nach unten bzw. oben verschieben und anschließend genau gleich wie oben beschrieben das Beweglichkeitstraining durchführen.

▶ Sie können diese Übung auch aus dem Kniestand heraus ausführen. (Vorsicht bei akuten Knieproblemen!)

▶ Neigen Sie zudem den Oberkörper seitlich.

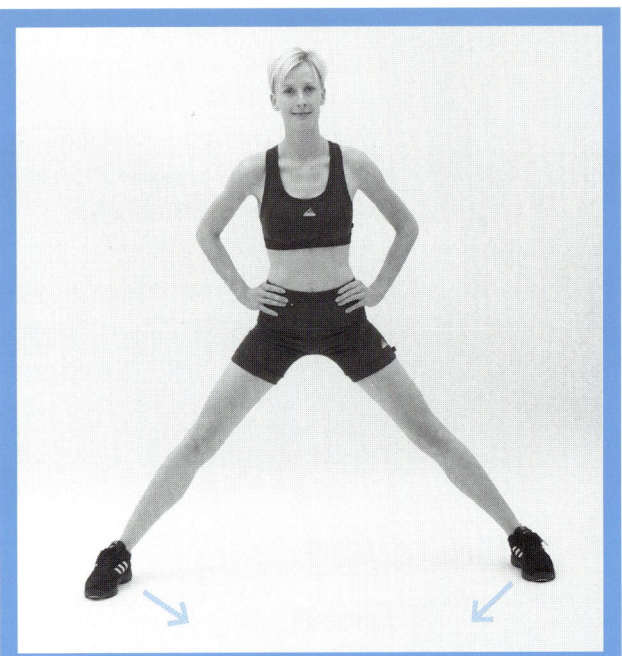

In weiter Seitgrätschstellung schieben Sie beide Beine gestreckt auseinander (Sie können sich dabei an einem Stuhl festhalten), bis Sie den Dehnreiz spüren.

PI Drücken Sie mit den Beinen gegen den Boden, als ob Sie ihn zusammenfalten wollten (isometrische Anspannung).

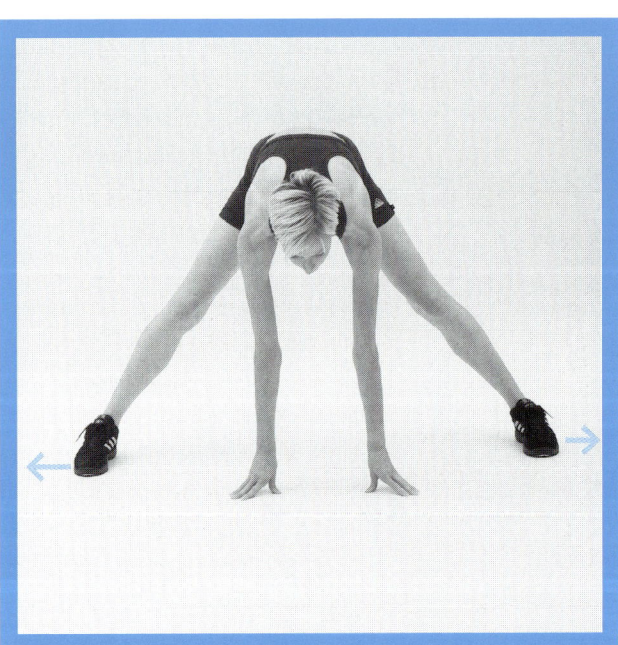

Lösen Sie die Anspannung und trainieren Sie wie oben beschrieben sanft weiter, indem Sie die Beine noch weiter auseinander spreizen.
Wiederholen Sie diesen Prozess 1–3-mal.

Wirkung

Beweglichkeit der Oberschenkelinnenseite

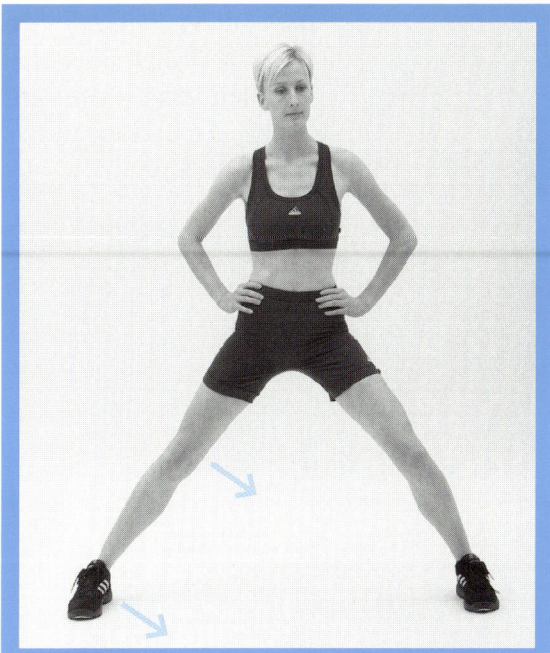

In aufrechter Körperhaltung schieben Sie ein Bein seitlich, der Fuß liegt auf dem Boden auf (Sie können sich dabei an einem Stuhl festhalten). Gehen Sie mit dem Becken tiefer und drücken Sie die Beininnenseite des ausgestellten Beines in Richtung Standbein, bis Sie den Dehnreiz spüren.

PI Drücken Sie mit dem ausgestellten Bein gegen den Boden (isometrische Anspannung).

! Halten Sie bei der Grundübung den Oberkörper aufrecht.

Lösen Sie die Anspannung und trainieren Sie wie oben beschrieben sanft weiter, indem Sie die Beine noch weiter spreizen.

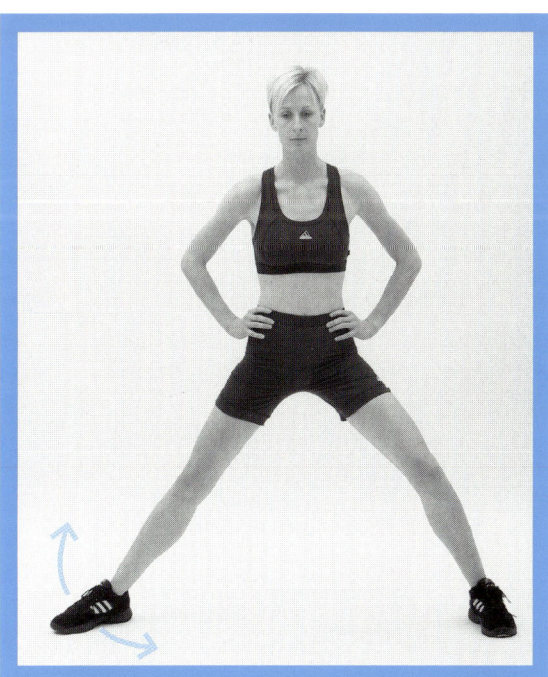

Wiederholen Sie diesen Prozess 1–3-mal.

Wirkung
Beweglichkeit der Oberschenkelinnenseite

Varianten
▶ Um verschiedene Anteile der Adduktoren zu trainieren, sollten Sie die Fußspitze des Beines, das trainiert wird, ca. 45 Grad nach unten bzw. oben verschieben und anschließend genauso wie oben beschrieben üben.
▶ Sie können diese Übung auch mit Hilfe eines Stuhles durchführen.

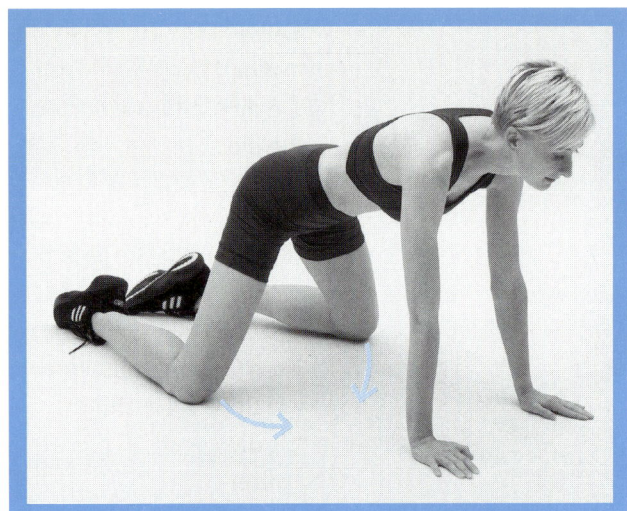

Aus der Bankstellung
schieben Sie beide
Knie langsam ausein-
ander, bis Sie den
Dehnreiz spüren.

PI Drücken Sie
mit den Unter-
schenkeln gegen
den Boden, als ob
Sie ihn zusammen-
falten wollten
(isometrische
Anspannung).

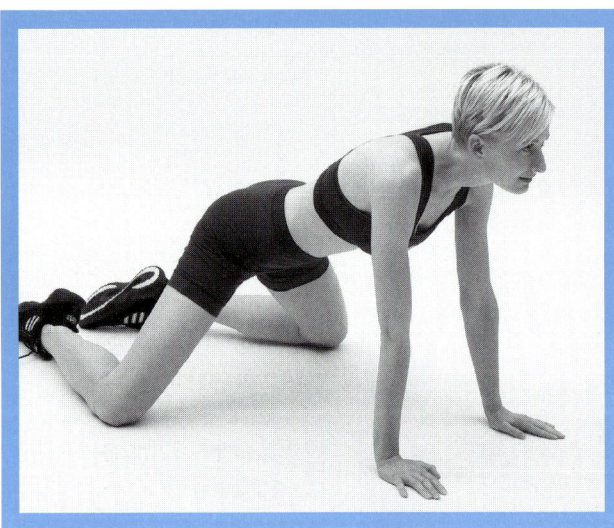

Lösen Sie die Anspan-
nung und setzen Sie
das Beweglichkeits-
training sanft fort,
indem Sie die Beine
noch weiter ausein-
ander spreizen.
Wiederholen Sie die-
sen Prozess 1–3-mal.

Wirkung
Beweglichkeit der Oberschenkelinnenseite

Variante
▶ *Um die Handgelenke zu entlasten, können
sich die Arme auch im Unterarmliegestütz befinden.*

! Der Rücken sollte während der
Übung nicht ins extreme Hohl-
kreuz fallen.
Eine weiche Unterlage (Rasen,
Matte, Handtuch ...) schont die
Knie.

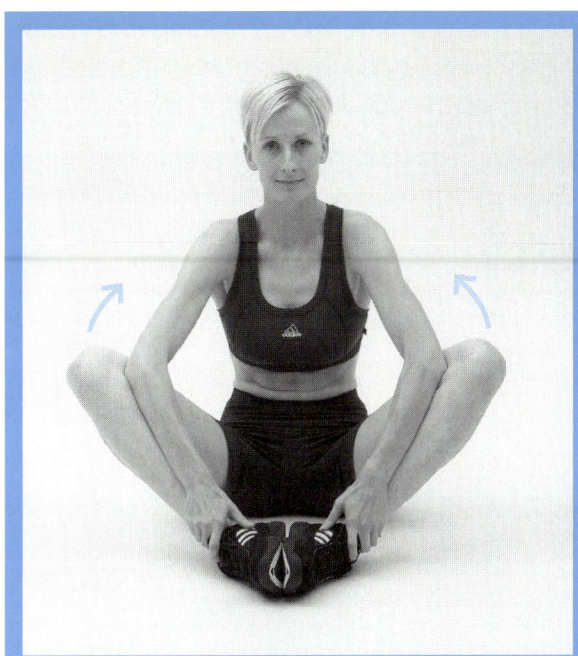

Setzen Sie sich aufrecht auf den Boden, winkeln Sie die Beine an, führen Sie die Knie nach außen und legen Sie die Fußsohlen aneinander. Greifen Sie die Fußgelenke, ziehen Sie die Füße dicht an das Gesäß und drücken Sie mit den Armen die Beine zum Boden, bis die den Dehnreiz spüren.

> **P!** Drücken Sie mit den Beinen gegen die Arme, ohne nachzugeben (isometrische Anspannung).

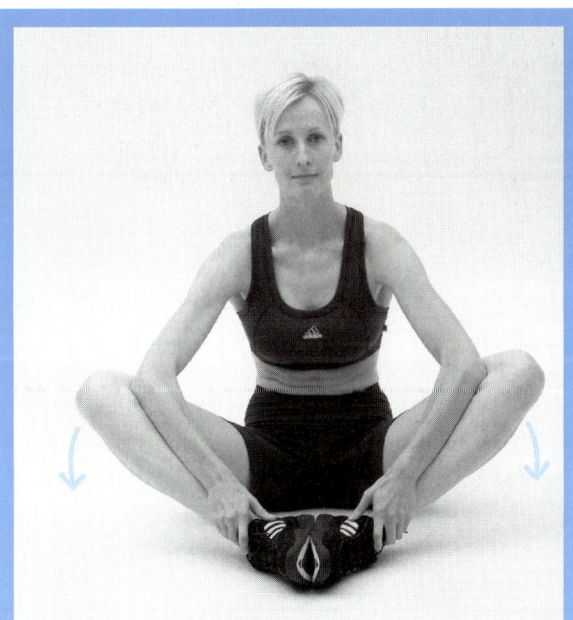

Lösen Sie die Anspannung und trainieren Sie anschließend wie oben beschrieben weiter, indem Sie die Knie/ Beine sanft weiter in Richtung Boden drücken.

Wirkung
Beweglichkeit der Oberschenkelinnenseite

! Vorsicht bei akuten Kniebeschwerden! Die Übungsposition führt zu Scherbelastungen in den Knien. Versuchen Sie beim Beweglichkeitstraining eine andere Übung, bei der die Kniebelastung nicht so intensiv auftritt.

In der weiten Schrittstellung stellen Sie den hinteren Fuß 90 Grad zum vorderen auf den Boden. Der Oberkörper und das Becken sind aufrecht! Schieben Sie die Beininnenseite sanft nach vorn-oben, bis Sie den Dehnreiz spüren.

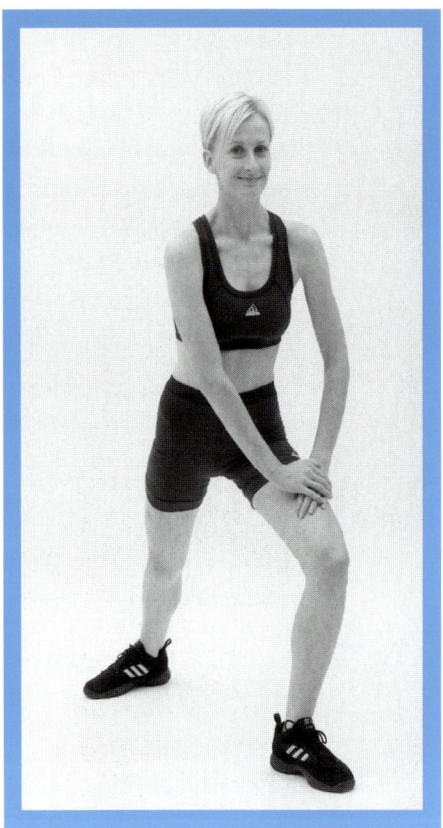

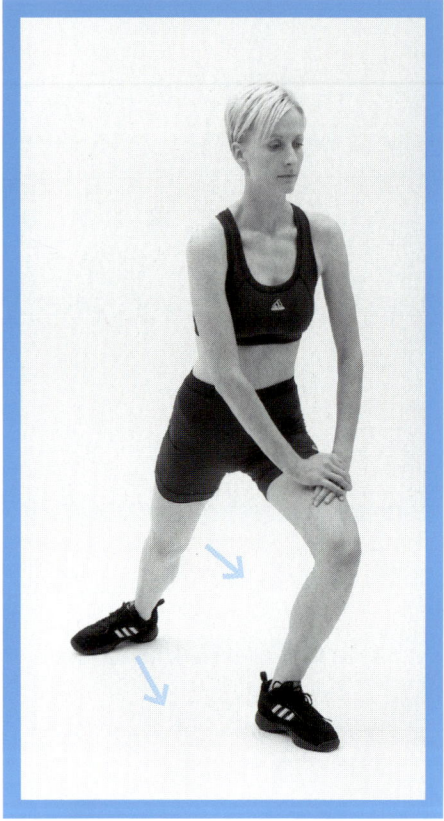

PI Drücken Sie das hintere Bein gegen den Boden nach vorn-unten (isometrische Anspannung).

Lösen Sie die Anspannung und setzen Sie das Beweglichkeitstraining wie oben beschrieben fort, indem Sie noch tiefer gehen und die Beininnenseite sanft weiter nach vorn-oben schieben.
Üben Sie mit dem anderen Bein gegengleich.

Wirkung

Beweglichkeit der Oberschenkelinnenseite

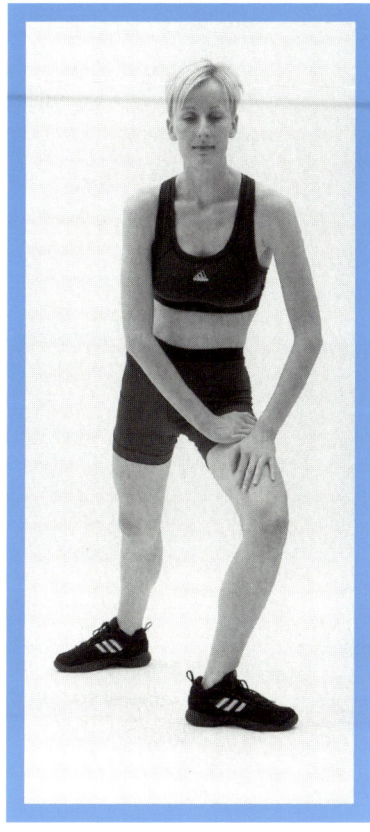 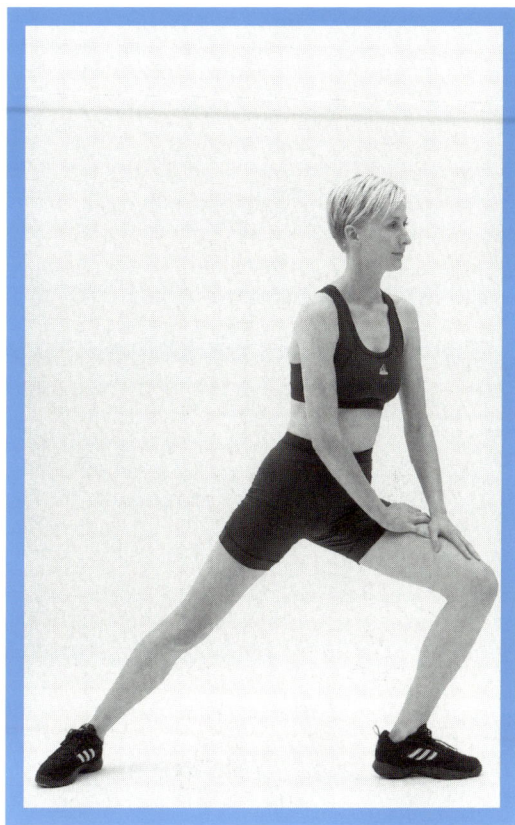

Varianten

▶ Stellen Sie das vordere Bein
45 Grad nach innen und üben Sie,
wie oben beschrieben.

▶ Stellen Sie das vordere Bein
45 Grad nach außen und üben Sie,
wie oben beschrieben.

▶ Drehen Sie den Fuß des hinteren
Beines.

! Die Muskeln der Beininnenseite
(Adduktoren) sind eine Muskelgruppe und
werden nur dann angemessen trainiert,
wenn durch verschiedene Bein- und Winkel-
stellungen die Muskelteile jeweils gesondert
ins Beweglichkeitstraining einbezogen werden. Wenn Sie immer nur in einer Standard-
position üben, können sich die anderen Muskelanteile trotzdem verkürzen. Folglich können vermehrt Verletzungen im
Adduktorenbereich auftreten.

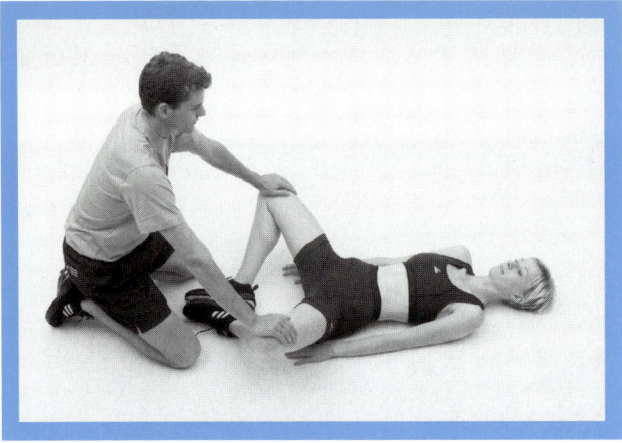

P1 liegt in Rücken-
lage, winkelt die
Beine an, führt die
Knie nach außen und
legt die Fußsohlen
aufeinander. P2
drückt die Beine lang-
sam und vorsichtig
zum Boden, bis P1
den Dehnreiz spürt.

Wirkung

Beweglichkeit der Ober-
schenkelinnenseite

Variante

▶ Verändern Sie die
Winkelstellung der
Beine von P1 (näher zum
bzw. weiter entfernt
vom Gesäß). Dadurch
werden unterschiedliche
Adduktorenmuskelan-
teile trainiert.

P1 P1 drückt mit den Beinen / Knien gegen die Hände
von P2 (isometrische Anspannung).
P1 löst die Anspannung, und P2 setzt anschließend das
Beweglichkeitstraining wie oben beschrieben vorsich-
tig fort, indem sie die Knie / Beine langsam in Richtung
Boden drückt.

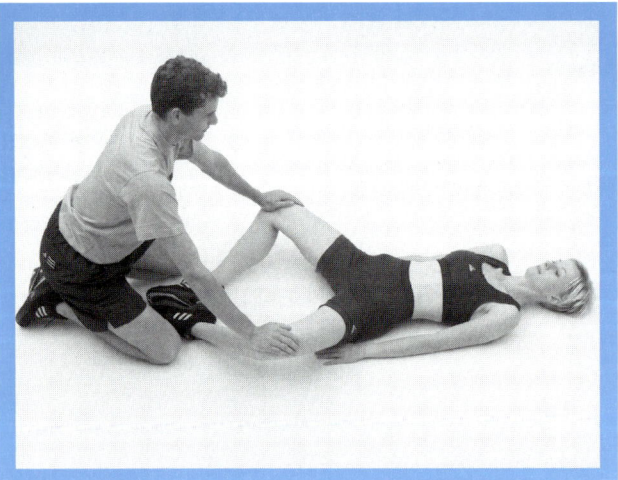

! Bitte beachten Sie: Die Person, die das Beweglichkeitstraining erfährt (P1), gibt das
Kommando und während der Übung ständig Rückmeldung! Partnerübungen sind
sehr effektiv, jedoch dürfen Anfänger nicht ohne Einführung und Kontrolle das Beweglichkeitstraining selbständig durchführen.

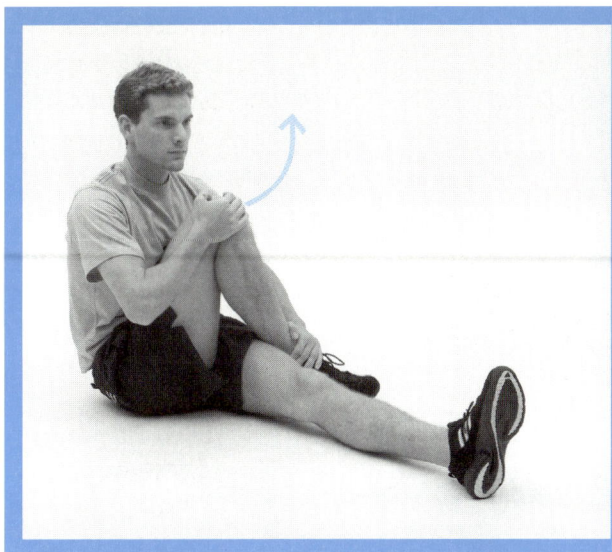

Setzen Sie sich aufrecht auf den Boden, winkeln Sie das rechte Bein an. Greifen Sie mit der rechten Hand außen ans rechte Knie und mit der linken Hand von oben den rechten Unterschenkel. Ziehen Sie das rechte Bein langsam diagonal in Richtung linke Schulter, bis Sie den Dehnreiz spüren.

Lösen Sie die Anspannung und setzen Sie anschließend das Beweglichkeitstraining wie oben beschrieben fort.
Üben Sie das andere Bein gegengleich.

PI Drücken Sie mit dem rechten Bein gegen die haltenden Hände, ohne dass in der Tat eine Bewegung sichtbar ist (isometrische Anspannung).

Wirkung
Beweglichkeit der Gesäßmuskulatur

Variante
▶ Sie können diese Übung auch auf einem Stuhl sitzend durchführen.

! Vorsicht bei akuten Kniebeschwerden! Eine falsche Trainingsposition führt zu Scherbelastungen im Knie. Versuchen Sie beim Üben eine Position einzunehmen, bei der keine Kniebelastung spürbar ist.

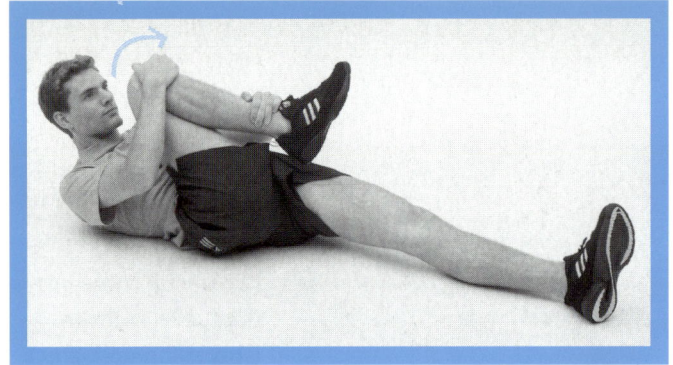

In Rückenlage beugen Sie das rechte Bein. Greifen Sie mit der rechten Hand außen ans rechte Knie und mit der linken Hand von oben den rechten Unterschenkel. Ziehen Sie das rechte Bein langsam diagonal in Richtung linke Schulter, bis Sie den Dehnreiz spüren.

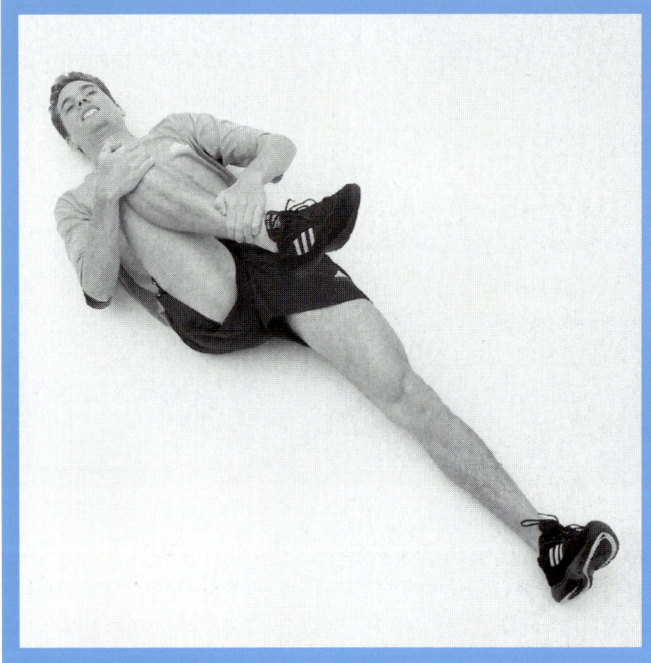

PI Drücken Sie mit dem rechten Bein gegen die haltenden Hände und das Gesäß geegn den Boden, ohne dass in der Tat eine Bewegung sichtbar ist (isometrische Anspannung).

Lösen Sie die Anspannung und setzen Sie anschließend wie oben beschrieben das Beweglichkeitstraining fort. Uben Sie das andere Bein gegengleich.

Wirkung
Beweglichkeit der Gesäßmuskulatur

! Vorsicht bei akuten Kniebeschwerden! Eine falsche Trainingsposition führt zu Scherbelastungen im Knie. Versuchen Sie, beim Üben eine Position einzunehmen, bei der keine Kniebelastung spürbar ist.

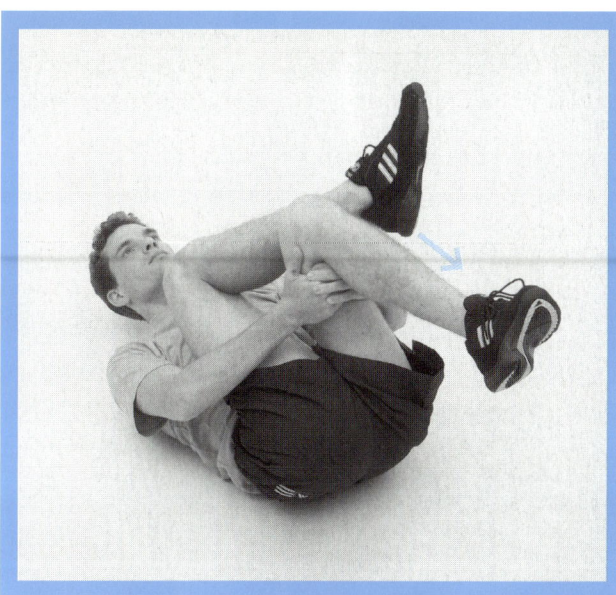

In Rückenlage winkeln Sie das linke Bein 90 Grad an und greifen es unterhalb des Knies am Oberschenkel. Legen Sie das rechte Bein quer auf das linke Bein, das rechte Fußgelenk lagert dabei auf dem linken Oberschenkel. Ziehen Sie das linke Bein zum Oberkörper, bis der Dehnreiz spürbar ist.

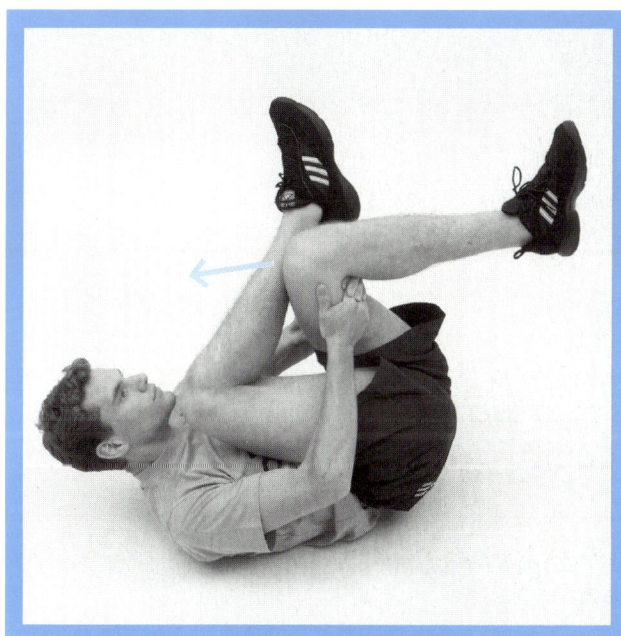

PI Drücken Sie das rechte Bein gegen den linken Oberschenkel (isometrische Anspannung).

Lösen Sie die Anspannung und setzen Sie anschließend das Beweglichkeitstraining wie oben beschrieben fort (1–3-mal).
Üben Sie mit dem anderen Bein gegengleich.

Wirkung
Beweglichkeit der Gesäßmuskulatur

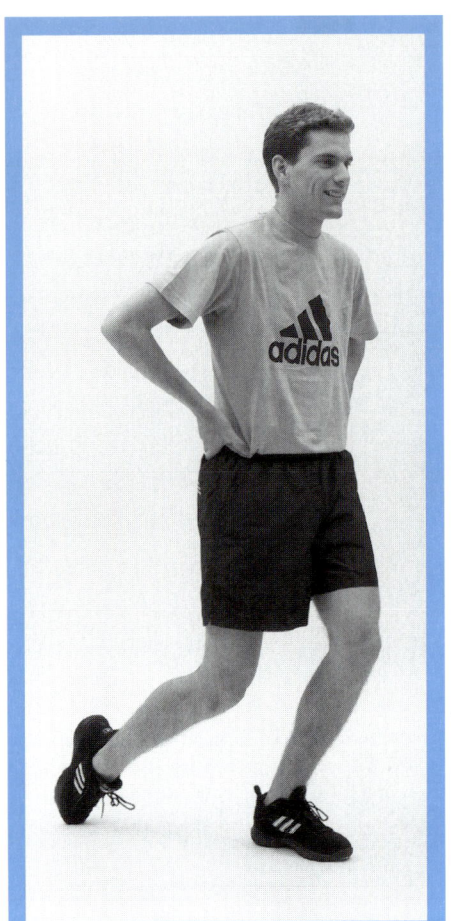

Stellen Sie einen Fuß mit dem Fußspann auf den Boden. Drücken Sie geradlinig den Fuß nach vorn-unten, bis Sie den Dehnreiz spüren.

> **PI** Drücken Sie mit dem Vorderfuß gegen den Boden (isometrische Anspannung).

Lösen Sie die Anspannung und setzen Sie wie oben beschrieben das Beweglichkeitstraining fort, indem Sie den Vorderfuß sanft stärker gegen den Boden drücken.

Wirkung
Beweglichkeit der Unterschenkelvorderseite
Beweglichkeit der Schienbeinmuskeln

Varianten
▶ *Sie können den Fuß bewusst nach innen bzw. außen drehen. Allerdings nicht, wenn eine akute Bänderverletzung im Fußgelenk vorliegt.*
▶ *Sie können zur Stabilisation einen Stuhl (eine Wand) als Hilfsmittel einbeziehen.*

Anhang

Glossar

Adduktoren Muskelgruppe an der Oberschenkelinnenseite, die das Anziehen des Beines ermöglicht.

Agonist In der Bewegungsrichtung wirkender Muskel, der eine bestimmte, dem Antagonisten entgegengesetzte Bewegung ausführt. Bei vielen Bewegungen wirken verschiedene Muskeln zusammen (Synergisten).

Anatomie Aufbau und Struktur des Körpers.

Antagonist Der Bewegungsrichtung entgegenwirkender Muskel, der so genannte Gegenspieler zum Agonisten.

Dendrit Kleinerer Nervenfaserfortsatz, mit dem Nervenzellen miteinander verbunden werden (bis zu 50 000 je Nervenzelle).

Faszie Die bindegewebige Hülle der Skelettmuskulatur.

Fixieren Befestigen (z. B. Muskel und Gelenke befinden sich in einer stabilen Position, sodass sie nicht ausweichen können).

Hypermobilität (Anormale) Überbeweglichkeit des Gelenks. Beispiel: Eine Hyperlordose ist ein «Hohlkreuz» über das normale Maß hinaus.

Hypomobilität Die Beweglichkeit eines Gelenks ist (anormal) eingeschränkt. Beispiel: Der Arm kann nicht mehr senkrecht über den Kopf gestreckt werden.

Iliopsoas Lendendarmbeinmuskel (Hüftbeuger), der von der Lendenwirbelsäule und der Darmbeinschaufel zum kleinen Rollhügel des Oberschenkelknochens verläuft.

Innervieren Erregen, aktivieren (Nervenzellen die Muskelfasern).

Intermuskuläre Koordination Zusammenspiel motorischer Einheiten verschiedener Muskeln (die aktivierende Wirkung eines Agonisten steht in einem koordinativen Zusammenhang mit der hemmenden Wirkung des Antagonisten).

Intramuskuläre Koordination Zusammenspiel verschiedener motorischer Einheiten in einem Muskel und die nervös abgestimmte Zusammenarbeit von verschiedenen Muskelanteilen (z. B. die vier Anteile des Quadriceps, die zusammen Kraft aufbringen müssen).

Ischiocrurale Muskelgruppe Beugemuskulatur der Oberschenkelrückseite.

Isometrische Muskelkontraktion Der Muskel ist an beiden Seiten (Ursprung und Ansatz) fest fixiert. Es erfolgt eine Spannungsänderung, aber keine Längenänderung.

Kontraktion Das Sichzusammenziehen, Verkürzen des Muskels bei Bewegung.

Kontralateral Auf der anderen (Körper-)Seite liegend.

Kollateral Auf derselben Seite liegend, benachbart.

Längsband, vorderes und hinteres Lange Bänder zur Stabilisation der Wirbelsäule. Sie erstrecken sich vom Kreuzbein bis zum Schädel vor bzw. hinter dem Wirbelkörper entlang und verlaufen zum Teil im Wirbelkanal.

Luxation Verrenkung, Auskugelung eines Gelenks, sodass die Gelenkpartner (Kopf / Pfanne) keine richtige Position mehr zueinander haben.

Muskelspindel Rezeptor im Muskel, der die augenblickliche Muskellänge und Muskelspannung wahrnimmt. Sie hat eine wichtige Funktion bei Muskelreflexen.

Muskuläre Dysbalancen Funktionelles Ungleichgewicht zwischen den Muskelgruppen. Störung des harmonischen Zusammenspiels und des Kräftegleichgewichts einzelner Muskeln oder Muskelgruppen im Verhältnis zu den anderen Muskeln des Menschen.

Neurophysiologie Befasst sich mit dem elektrophysikalischen Nerv-Muskel-Zusammenspiel und der elektrischen Weiterleitung von Nervenimpulsen.

Präventiv Vorbeugend, verhütend (vor Verletzungen oder Rückenschmerzen).

Pronation Einwärtsdrehung (z. B. Ristgriff beim Turnen).

Quadriceps Vierköpfiger (vier verschiedene) Muskel(n) der Oberschenkel-Vorderseite. Ein Teil der Hüftbeugemuskulatur.

Rehabilitation Ein geschädigter Körper (z. B. Muskelschwund aufgrund einer Verletzung oder eines Unfalls) soll durch geeignete Maßnahmen wiederhergestellt werden.

Rezeptor Spezialisierte Nervenzelle, die bestimmte Veränderungen im Organismus (z. B. Spannungsänderungen) wahrnimmt und diese dem Nervensystem mitteilt.

Rotation Drehbewegung.

Sehne Verbindung zwischen Muskel und Knochen.

Spastik Krankhafte Verkrampfung der Muskulatur (z. B. nach einem Hirnschlag).

Supiation Auswärtsdrehung (Eselsbrücke: «wie man eine Suppe löffelt», z. B. Kammgriff beim Geräteturnen).

Synapse Verbindung zwischen zwei Nervenzellen oder einer Nervenzelle und einem Erfolgsorgan (z. B. Muskel).

Synergisten Muskeln, die bei einer Bewegung zusammenwirken.

Willkürliches Nervensystem Die Innervationsimpulse aus der Großhirnrinde zu den Muskelgruppen unterliegen dem subjektiven Eindruck des Wollens. Bei Beginn und Organisation von Bewegungsabläufen wirkt das willkürliche Nervensystem mit.

Zentralnervensystem (ZNS) Die verschiedenen Anteile des Gehirns unter der Schädeldecke und die Nerven im Wirbelkanal der Wirbelsäule bilden gemeinsam ein komplex verbundenes Informationsverarbeitungssystem.

Literaturhinweise

Anderson, B.   Stretching, München 1990.

Anrich, C.   Fußball, Verletzungen vermeiden – Leistung steigern, Reinbek bei Hamburg 2002.

Anrich, C.   Rückenschule in Theorie und Praxis, sportiv Thema, Leipzig 2002[4].

Beigel, K. / Gruner, S. / Gehrke, T.   Gymnastik falsch und richtig, Reinbek bei Hamburg[2].

Eccles, J. C.   Das menschliche Gehirn, München 1979.

Freiwald, J.   Prävention, Rehabilitation im Sport, Reinbek bei Hamburg 1989.

Freiwald, J.   Aufwärmen im Sport, Reinbek bei Hamburg 1993[2].

Freiwald, J. / Letuwnik, S.   Der Rückentrainer, Reinbek bei Hamburg 1994.

Freiwald, J. / Engelhardt, M.   Aspekte der Trainings- und Bewegungslehre neuromuskulärer Dysbalancen, in: Gesundheitssport und Sporttherapie 15 (1999), 5–12.

Friedmann, K.   Dehnen, muskuläre Dysbalancen, «unfunktionelle» Übungen im Schulsport, in: Lehrhilfen für den Schulsport, Schorndorf, 51 (2002), Heft 9, 1–6.

Gehrke, T.   Sportanatomie, Reinbek bei Hamburg.

GEO-Wissen   Gehirn, Gefühl, Gedanken, Nr. 1, 25. Mai 1987.

Gottlob, A.   Differenziertes Krafttraining, München 1997.

Graf, E.   Gehirn – Kognition und Emotion, in: Biologie in der Schule 47, 1998.

Hotz, A. / Weineck, J.   Optimales Bewegungslernen, Erlangen 1983.

Johnen, W.   Progressive Muskelentspannung nach Jakobson, München 1995.

Knebel, K.-P.   Funktionsgymnastik, Reinbek bei Hamburg[11].

Marschall, F.   Wie beeinflussen unterschiedliche Dehnintensitäten kurzfristig die Veränderung der Bewegungsreichweite? in: Deutsche Zeitschrift für Sportmedizin, Jahrgang 50, Nr. 1 (1999), 5–9.

Meinel, K. / Schnabel, G.   Bewegungslehre – Sportmotorik, Berlin 1987[8].

Preibsch, M. / Reichardt, H.   Schongymnastik, München 1989.

Schmidt, R. F. / Thews, G. (Hg.)   Physiologie des Menschen, Berlin 1995[26].

Singer, W. (Hg.)   Gehirn und Kognition, Heidelberg 1990.

Sölveborn, S. A.   Das Buch vom Stretching, München 1983.

Spitzer, M.   Geist am Netz, Modelle für Lernen, Denken und Handeln, Darmstadt 1996.

Wiemann, K.   Beeinflussung muskulärer Parameter durch ein zehnwöchiges Dehnungstraining, in: Sportwissenschaft, 21 (1991), 295–306.

Wydra, G.   Stretching. Ein Überblick über den aktuellen Stand der Forschung, in: Sportwissenschaft 27 (1997), 3, 409–427.

Internet:

www.anrich.de

www.leistungssport.com

www.nostretch.de

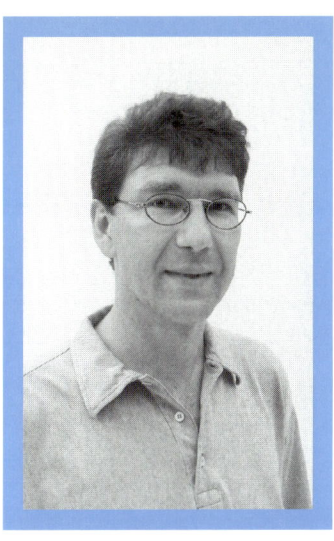

Der Autor

Christoph Anrich, Jahrgang 1963, Sport- und Religionslehrer in der Kerschensteinerschule Reutlingen, arbeitete 21 Semester am Institut für Sportwissenschaft in Tübingen im Bereich des allgemeinen Hochschulsports, der Lehrer- und Diplomsportlehrerausbildung. Als Lehrbeauftragter ist er am Landesinstitut für Schulsport und in Fortbildungen für das Oberschulamt Tübingen und das Ministerium für Kultus, Jugend und Sport in Baden-Württemberg aktiv.

Für den Rowohlt Taschenbuch Verlag verfasste er das Buch «Fußball – Leistung steigern, Verletzungen vermeiden».

Er ist als Referent für den Württembergischen Fußballverband tätig. Die württembergische Fußballmannschaft wird von Christoph Anrich physiotherapeutisch betreut.

Für den DFB referiert er den Themenbereich des Buches in der A-Lizenz- und Fußballlehrer-Ausbildung.

Seit dem Jahr 2002 setzt Anrich Präventionsmaßnahmen und Übungen zur Leistungsoptimierung im Rahmen der Nachwuchsförderung beim VfB Stuttgart und bei Maßnahmen der Jugendnationalmannschaften auf einzelne Spieler zugeschnitten um. In den beruflichen Schulen und an den Gymnasien begleitet er in Zusammenarbeit mit Krankenkassen, dem Gemeindeunfallversicherungsverband, der Berufsgenossenschaft und der Wirtschaft (Innungen) verschiedene Projekte zur Gesundheitsförderung und der «Bewegten Schule».

Die Modelle

Bedanken möchte ich mich bei *Yvonne Hamczyk* und *Axel Katzmaier,* die in diesem Buch exzellent die Übungen demonstrieren.

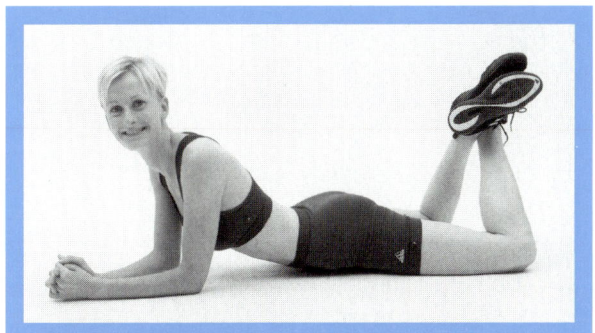

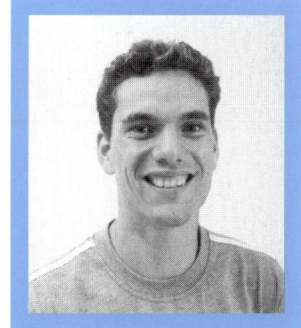

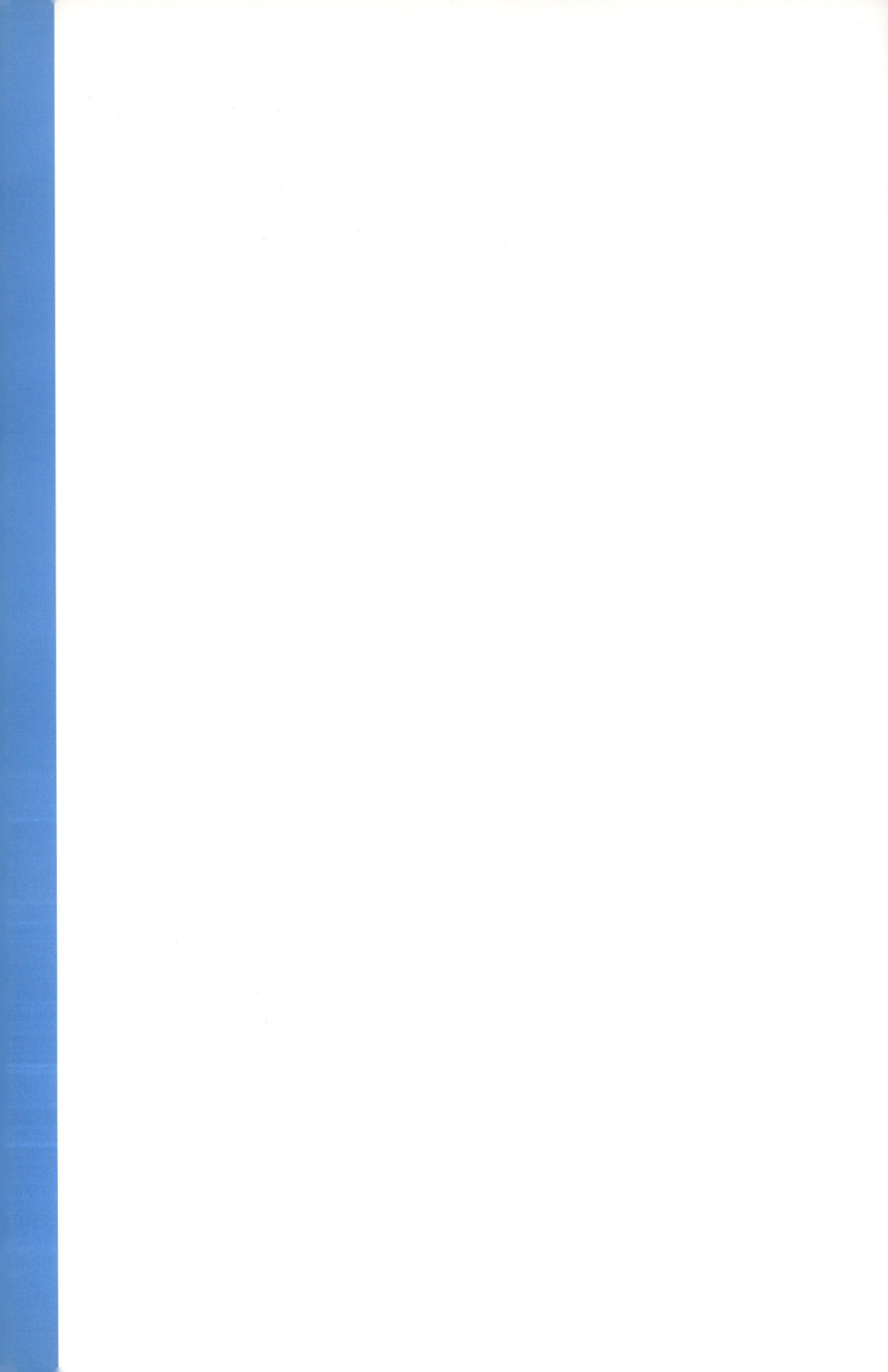

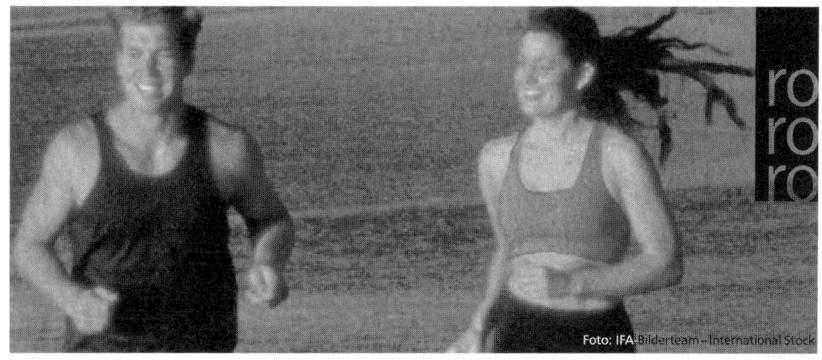

Foto: IFA-Bilderteam – International Stock

rororo Ratgeber Sport

Kompetente Ratschläge, Tipps und Antworten von Walking bis Marathon

Laufen
Handbuch für Sport und Fitness
Herbert Jost
3-499-18655-1

Marathon –
Das 4-Stunden-Programm
Vom Anfang bis zum Finish
Ole Petersen
3-499-19486-4

Laufen und Walking
Das sanfte Programm für
Frauen ab 40
Kathrine Switzer
3-499-19488-0

Besser laufen
Das 30-Tage-Programm
Jack Heggie
3-499-18664-0

Ausdauertrainer Laufen
Training mit System
Kuno Hottenrott/Martin Zülch
3-499-19454-6

Happy Running. Lauflust
Die 7 Weisheiten des Laufens
Ulfilas Meyer

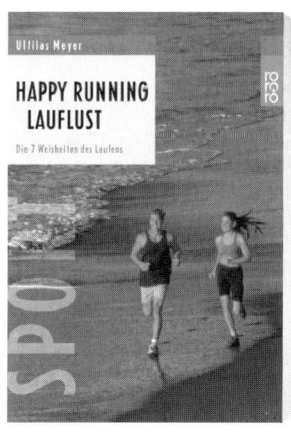

3-499-61021-3

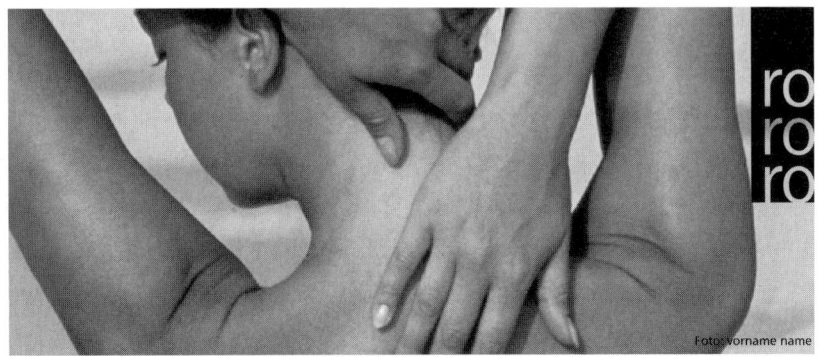

Foto: vorname name

rororo Ratgeber Sport

Kompetente Ratschläge, Tipps und Antworten – und weg ist der Speck

Laufen und Walking
Das sanfte Programm für
Frauen ab 40
Kathrine Switzer
3-499-19488-0

Trainingsbuch Fatburner
Der leichte Weg
zum richtigen Gewicht
Sabine Heilig/Christina Gottschall
3-499-19498-8

Der Fatburner
Das Programm mit Garantie. Fett
verbrennen – dauerhaft abnehmen
Ole Petersen/Sonia Goretzki
3-499-61014-0

Die Knieschule
Selbsthilfe bei Kniebeschwerden
Prof. Dr. Joachim Grifka
3-499-61025-6

Das neue Dehnen
Fakten, Legenden, Praxis
Jürgen Freiwald/Karin Albrecht
3-499-19456-2

Rückentraining
mit dem Thera-Band®
Fit und gesund mit Kleingeräten
Hans-Dieter Kempf
3-499-61001-9

So einfach ist Fitness
Mein persönlicher Ausdauertrainer
Ole Petersen

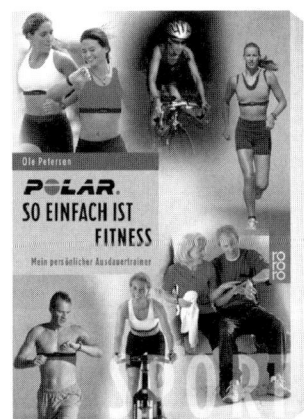

3-499-61024-8

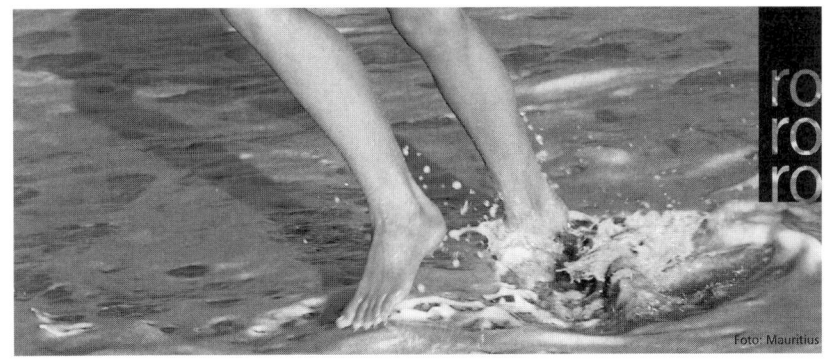

Foto: Mauritius

rororo Ratgeber Fitness & Wellness

Kompetente Ratschläge, Tipps und Antworten zu Bewegung, Energie, Ernährung

Wenig Zeit und trotzdem fit
Marion Appel-Schiefer
Das Quickfit-Programm
Kleiner Aufwand – viel Effekt
Überall und jederzeit
3-499-61022-1

Einfach fit und gesund!
Hans-Dieter Kempf
Bewegung, Energie, Ernährung
Relax- und Anti-Stress-Programm
Mit großem Fitnesstest
3-499-61391-3

Power for Life
Ole Petersen
Das Energieprogramm
Burn Fett statt Burnout
Mit Real-Age- und Stress-Test
3-499-61394-8

Glücksfaktor Sex
Astrid-Christina Richtsfeld
Mehr Lust und Spaß

Erotik, Energie, Erfolg
Sex-Food & Spezialrezepte
3-499-61390-5

Wellness-Weekends
Christa G. Traczinski
Sinnlichkeit. Energie. Reinigung.
Ausgeglichenheit

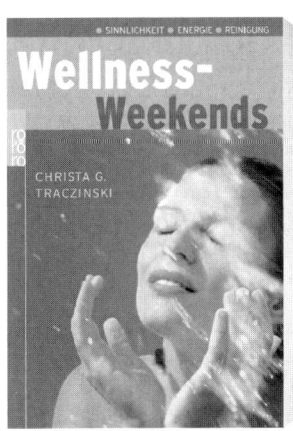

3-499-61392-1

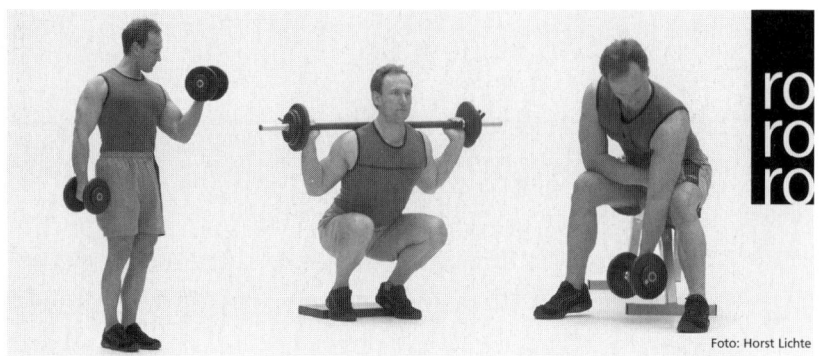

rororo Ratgeber Krafttraining

Kompetente Ratschläge, Tipps und Antworten für Fitness und Bodybuilding

Hometrainer Bodybuilding
Übungen und Programme
Berend Breitenstein
3-499-61019-1

Bodybuilding: Massive Muskeln
Die besten Übungen.
Schritt-für-Schritt-Fotos.
Mit 90-Tage-Programm
Berend Breitenstein
3-499-61038-8

Fitness-Krafttraining
Die besten Übungen und
Methoden für Sport und
Gesundheit
Wend-Uwe Boeckh-Behrens/
Wolfgang Buskies
3-499-19481-3

Der Hantel-Krafttrainer
Die besten Übungen
Hans-Dieter Kempf/Andreas Strack
3-499-61013-2

Die Kraftküche
Einfach, schmackhaft, gesund.
Die besten Rezepte für Fatburning
und Muskelaufbau
Berend Breitenstein
3-499-19496-1

Supertrainer Bauch
Die effektivsten Übungen
Boeckh-Behrens/Buskies

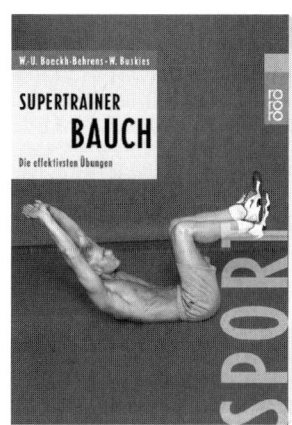

3-499-61028-0

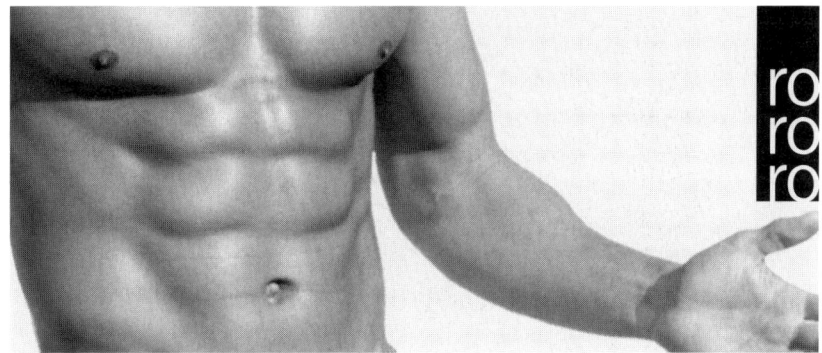

rororo Ratgeber: Men's Health

Wampe oder Waschbrett, das ist hier die Frage.

Das Muskel-Manual
Der ultimative Trainings-Guide
Thorsten Tschirner
3-499-61322-0

Das Bauchmuskelbuch
Mehr Muskeln – weniger Fett
Thorsten Tschirner/
Christine Wolters
3-499-61499-5

Muskelpillen
Die besten Fitmacher:
Alle Präparate im Test
Katharina Butz/Detlef Icheln
3-499-61178-3

Bodyguide Mann
Fakten, Vorurteile und Funktionen
Thomas Lazar
3-499-61113-9

Weg mit der Wampe
Der Guide für eine
schlanke Ernährung
Kirsten Thieme
3-499-61374-3

Power-Workout für Body & Soul
Fatburning · Kraft · Energie ·
Entspannung
Robert S. Polster
3-499-61027-2

Bodyconcept Bauch
Der ultimative Kraft-, Ausdauer-
und Ernährungsguide
Thorsten Tschirner/
Christine Wolters

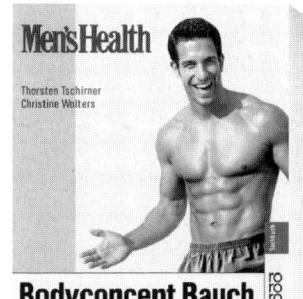

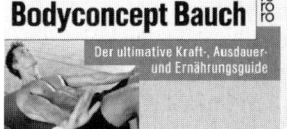

3-499-61140-6

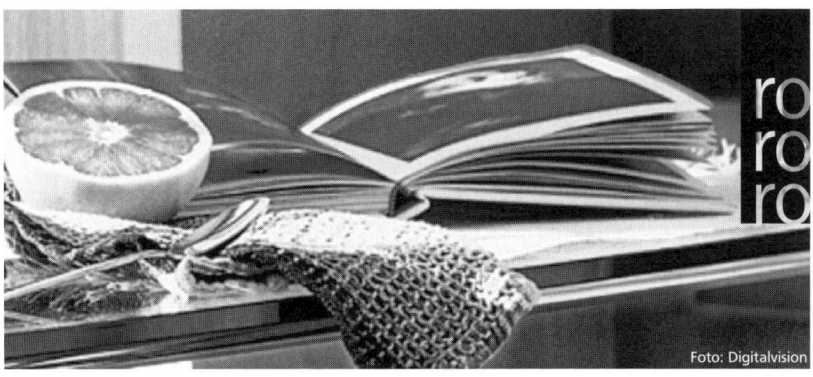

Foto: Digitalvision

Feng Shui gegen das Gerümpel des Alltags –
Der Bestseller von Karen Kingston

Wie man ausmistet
Den Papierkram beherrschen
Gerümpelfrei bleiben

Feng Shui ist die chinesische Kunst, Häuser so zu bauen und Räume so einzurichten, dass Menschen sich darin wohl fühlen und ihr Energieniveau behalten oder sogar stärken. Nun werden wir vielleicht nicht gleich unser Haus umbauen oder unsere Wohnung völlig umgestalten wollen, aber Gerümpel haben wir alle. Wie wir uns davon befreien und so unsere gestaute Energie und damit unser ganzes Leben in Schwung bringen, erklärt die international bekannte Feng-Shui-Expertin Karen Kingston in ihrem ungemein praktischen Ratgeber.

«Ein großartiges Buch, das schon lange überfällig war. Ich habe es innerhalb einer Woche gleich zweimal gelesen, und es hat mir das Leben auf erfreuliche Art und Weise leichter gemacht.»
Louise L. Hay

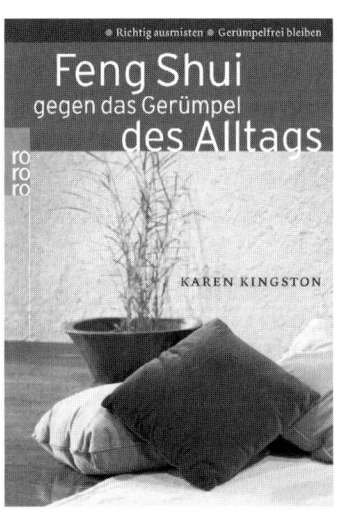

3-499-61399-9